인공지능 시대의 보건의료와 표준

인공지능 시대의 보건의료와 표준

지은이 안선주

펴낸날 1판 1쇄 2019년 9월 27일
1판 3쇄 2022년 3월 14일

대표이사 양경철
편집주간 박재영
편집 배혜주
디자인 박찬희

발행처 ㈜청년의사
발행인 이왕준
출판신고 제313-2003-305호(1999년 9월 13일)
주소 (04074) 서울시 마포구 독막로 76-1(상수동, 한주빌딩 4층)
전화 02-3141-9326
팩스 02-703-3916

인공지능 시대의 보건의료와 표준

안선주 지음

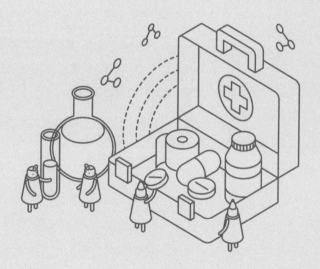

청년의사

인공지능 시대의 보건의료는 어떤 모습일까? 우리는 가상현실로 구현된 몸속으로 들어가 장기를 눈으로 보고, 소리를 듣고, 조직을 만지며 혈액의 냄새를 맡게 될 것이다. 일상에서 얻은 생활습관데이터, 유전정보, 신체 영상을 인공지능이 분석한 뒤 어느 부위에 근육량이 부족한지, 혈액 순환이 잘 되지 않는 부분은 어디인지, 어떤 질병이 예측되는지를 알려줄 수 있을 것이다. 클라우드에서 실시간으로 파악한 동일 연령대의 건강 수준과 우리 자신의 건강 상태를 비교한 후 건강 수준을 1부터 10까지 정량화하고, 정상 구간은 파란색, 비정상구간은 빨간색, 경계 구간은 노란색으로 보여줄 것이다. 지금은 병이 생긴 후에야 알게 되지만 미래는 예측과 교정이 반복될 것이며, 이상이 생긴 부위에는 머리카락보다 더 가는 나노로봇이 혈류를 타고 이동해서 정확한 부위에 약물을 투입한 후 몸 안에서 분해되게 된다. 아이언맨 슈트를 입지 않더라도 인공근육이 재활을 도울 것이며, 미니 장기는 몸 밖에서 안전한 치료법을 발견하도록 돕고, 체외진단기기는 병원 밖에서 신속한 진단을 도울 것이다. 우리가 상상할 수 있는 것은, 그리 머지않아 인간의 상상을 뛰어넘는 보건의료 시대를 맞이하게 되리라는 점이다.

이러한 혁신의 중심에 의료데이터가 있다. 과거 병원에만 있던 의료와 건강 관련 데이터는 이제 다양한 기기와 애플리케이션을 통해서도 수집된다. 하지만 개별적으로 수집된 데이터는 그 효용 가치를 제대로 창출해내지 못하는 현실이다. 응급상황에서 꼭 필요한 과거 진료정보를 일시에 통합하기란 불가능하다. 구슬이 서 말이라도 꿰어야 보배인 건 의료데이터도 마찬가지다. 의료데이터를 꿰는 것이 바로 표준이며, 의료데이터의 유기적인 커넥션 시스템을 완성할 때야말로 최상의 의료를 제공할 수 있으며 맞춤형 건강 시대를 앞당길 수 있다. 의료 분야는 생명을 다룬다. 그래서 4차 산업혁명 시대의 핵심인 인공지능과 빅데이터, 클라우드 기술이 생명과 직결되는 의료와 융합하기 위해 반드시 필요한 보호 정책이 바로 표준시험인증과의 연계다. 그러나 이 부분을 자세하고 심층적으로 다룬 도서가 발간된 적이 없으므로 이 책《인공지능 시대의 보건의료와 표준》에서 표준시험인증 분야 핵심 지식과 경험을 포괄하고자 한다.

이 책은 인공지능, 클라우드, 빅데이터 시대 보건의료정보의 표준시험과 인증을 포괄해 적합성 평가를 체계적으로 정리한 첫 번째 도서다. 임상문서아키텍처CDA와 같은 기존 표준, FHIR 같은 신생 표준을 다루되, 의료데이터 교환용 표준규격인 상세임상모델DCM에 관한 심층적 정보를 담았다. 또한 ISO/TC 215를 포함한 국제기구에서 표준화 활동을 하려는 분들에게 저자의 실전 경험과 최신 국제문서를 기반으로 상세한 가이드를 제공한다. 특히 인공지능, 클라우드, 빅데이터 분야의 표준 개발 현황과 식품의약품안전처, 보건복지부, 산업통상자원부가 시행하는 보건의료정보 관련 표준화 정책 및 국외 동향을 포함했다.

이 책은 보건의료 분야 정보관리 및 표준전문인력 양성을 위한 교재로 적합하다. 의료기관, 건강보험심사평가원, 국민건강보험공단, 연구소 종사자들이 데이터 및 정보의 표준화에 참고할 수 있도록 작성했다. 특히 보건의료데이터를 생성·관리·사용하는 보건의료 전문인과 보건의료정보시스템 개발업체, 진료정보교류사업 참여기업, 국제·국가 및 단체표준을 개발하는 표준개발기구나 표준개발협력기구COSD, 시험·인정·인증업체 등을 염두에 두었다. 보건의료정보표준과 시험인증에 총체적이고 자세한 안내서가 되기를 희망한다.

1장에서는 사용자 중심으로 발전해가는 보건의료의 새 물결을 다루며, 2장에서는 타 산업 분야와 엄밀히 구별되는 보건의료데이터·정보의 특성을 다룬다. 한 사람의 탄생이 곧 의료데이터의 탄생이다. 생명과 직결된 이 귀한 데이터를 표준 기반으로 정비할 때, 질병 문제에 관해 어떤 기여가 가능한지를 탐구한다. 또한 처방전달과 전자의무기록, 개인건강기록 같은 우리 삶과 밀접한 보건의료정보시스템을 다룬다. 3장에서는 표준과 상호운용성에 대해 탐구하며 동시에 국제표준 제정 절차를 포괄하였다. 국제표준제정 절차는 공식표준화기구에서 활동하고자 하는 산업전문가와 표준 기술력 향상을 위해 R&D를 기획하는 정부정책 담당자, 신기술을 개발한 후 국제기준을 선점하려는 연구자들에게 필요한 지식임을 밝힌다. 4장에서는 보건의료정보표준을 주제 영역별로 분류해서 파악케 했다. 상호호환성의 근간인 표준용어체계와 거기에 구조와 문법을 더한 정보모델, 복수의 정보모델을 표현하는 임상문서아키텍처표준, 단일 진료 이벤트를 송수신하는 메시지 규격, FHIR를 포함한다. 5장에서는 보건의료정보 분야 적합성 평가와 인증제도를 다룬다. 사용 가능한 표준이 존재한다 해서 모두 표준화에 성공하는 것은 아니고, 그것을 확인하고 검증하는 과정이 반드시 필요하다. 6장에서는 국내외 디지털 헬스 정책과 제도를 다뤘다. 영국의 PHC 2020, 미국의 All of Us 프로그램, EU의 〈로봇시민법〉과 〈GDPR〉, 국내 진료정보교류사업 내용을 함께 살펴본다. 특히 우리나라에서 2019년 하반기부터 시행하는 전자의무기록시스템 인증제도에 관한 최신 정보를 수록했다. 이는 의료기관, 의료정보업체 및 유관 협회에 꼭 필요한 정보다.

이 책을 쓰고 있을 때 평소 존경하는 정부정책 담당자가 "교수님, 비전공자라도 이해하기 쉽게 써주실 거지요?"라고 했던 말을 떠올리며 최대한 풀어쓰려고 노력했다. 보건의료와 표준 현장에서 20여 년을 몸담았던 실무 경험자로서 저술한 이 도서가 표준에 관심 있는 모든 이들에게 도움이 되기를 희망한다.

2019년 9월

안선주

| 목차

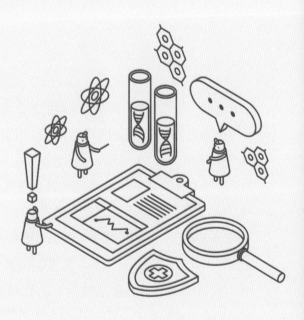

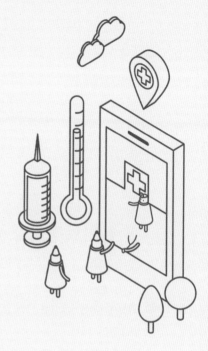

2장

보건의료정보와 시스템

3장

표준과 상호운용성

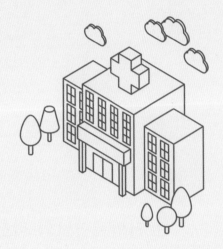

4장

보건의료정보표준

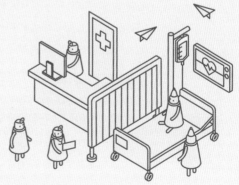

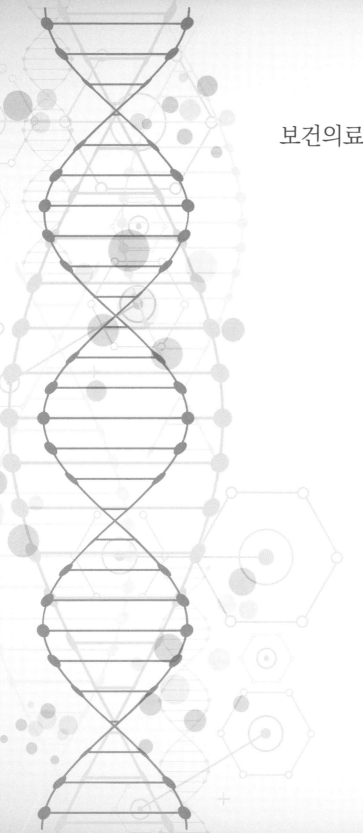

1

보건의료의 새 물결

| 변모하는 보건의료

인류의 평균 수명이 늘어나고 비감염성 질환 역시 증가하면서 국가와 사회의 의료비용 부담도 계속 커지고 있다.[1] 보건의료는 고령화 사회에 걸맞게 질병 예방과 건강관리 위주로 바뀌어야 한다. 의료수요는 계속 늘어나고 있지만 자원은 한정적이므로 투입된 자원 대비 낮은 의료의 질 문제역시 해결해야 할 과제다. 이미 많은 나라에서는 의료서비스의 양보다 가치에 따라 값을 지불하는 수가제도를 도입하고 있다. 미국의학협회American Medical Association에서 의료서비스의 질과 효율성을 높이기 위해 의료와 정보통신기술의 접목에 주목한 지 어느덧 20년이 지났지만,[2] 여전히 의료과오로 인해 환자안전이 보장되지 않고, 예방 가능한 질병을 예측하지 못하는 현실이다. 그러나 한계에 부딪힌 현대 의료에 혁신이 일어나고 있다. 정보통신기술과 인공지능 기술이 접목되면서 의료에 새로운 장이 열리고 있는 것이다.

2018년 4월, 미국 FDA에서 당뇨병성 망막병증을 진단하는 소프트웨어

IDx-DR을 최초의 인공지능 기반 진단기기로 승인하면서 의사의 확인이 없이도 확진으로 인정받게 됐다.[3] 가정용 초음파 기기 및 DNA검사 제품, 원격에서 진단하는 로봇의사, 클라우드로 병원데이터를 받아서 읽고 처방을 추천해주는 왓슨Watson도 출현했다. 스마트폰은 부정맥을 진단하는 의료기기로 발전했다. 양자생물학적 기법으로 미니 장기가 만들어지기 시작했고, 머지않아 가상현실 기술로 우리는 각자의 몸속을 여행하게 될 것이다. 이러한 혁신의 중심에 '의료데이터'가 있다. 의료빅데이터는 데이터의 크기, 다양성, 정확성 면에서 기존의 데이터를 월등히 능가해 의료의 새 지평을 열게 된다. 지능적인 보건의료시스템을 설계하려면 유전체데이터, 신체 영상, 검사 결과 등 의료데이터를 효율적으로 활용해야 한다. 산업계에서도 양질의 데이터를 차지하려는 경쟁이 치열하다. 구글, 아마존, 마이크로소프트, 애플 등의 기업들은 건강관리 시장을 선점하려는 노력을 기울인다.[4] 미래 의료는 데이터 기반 의료가 될 것이고, 병원 밖에서는 일상적 건강관리 산업이 크게 성장할 것이다. 신기술의 도입 속도는 국가마다 천차만별이지만 보건의료의 유비쿼터스 시대는 머지 않았으며, 이는 곧 보건의료데이터의 유비쿼터스 시대가 오고 있다는 의미기도 하다.

앞으로는 높은 품질의 보건의료데이터를 확보하고 이를 활용하는 방식이 보건의료시스템과 산업의 성장을 결정짓게 될 것이다. 현재까지는 보건의료데이터가 대부분 의료기관의 보건의료정보시스템으로 업로드되었다면, 이제는 병원의 내부 정보와 외부 정보를 효과적으로 연계할 수 있어야 한다. 우리나라에서도 전자의무기록EMR; Electronic Medical Record의 연결과 공유에 대한 사회적 기대가 커지고 있다. 진료정보교류와 의료클라우드의 허용이 그 신호탄이다.

2016년 상반기만 해도 환자정보가 온라인을 통해 병원 담장을 넘는 것이 법으로 금지되었지만, 하반기부터는 환자가 동의하면 진료정보교류가 가능하도록 개정되었다. 비록 세계적인 흐름에 비해서는 뒤처진 감이 있으나, 표준화된 환자정보를 원거리의 의료기관에서 진료에 즉시 활용할 수 있게 된 것은 가히 혁명적인 발전이라 할 수 있다.* 의료정보 및 의료서비스의 품질 향상을 위한 '전자의무기록시스템 인증제도' 역시 2019년 하반기부터 시행할 예정이다.[5]

의료클라우드의 사용은 데이터 분석 및 활용에 날개를 달아준다. 사용자가 데이터를 올리면 순식간에 다른 정보와 비교·분석한 후, 최신 지식을 내려받을 수 있게 된다. 정보 접근성이 좋아지는 것이다. 클라우드에서 필요한 정보로 즉시 접근해 자신이 승인한 이들과 손쉽게 정보를 공유할 수 있다. 한 의료기관의 기록을 외부 기록과 연결하면 새로운 지식을 발견하게 될 수도 있다.[6]

보건의료는 인간의 행복과 직결된 분야임에도 전문인과 일반인의 정보 격차가 매우 크다.[7, 8] 소비자와 공급자의 정보가 다르다 보니 소비자가 주도적인 역할을 하기도 힘들었다. 앞으로 정보통신기술과 의료가 결합하면 '정보의 민주화'가 시작될 것이다. 기업 역시 병원이 아닌 소비자를 바라보게 된다. B2B Business-to-Business 모델이었던 웰니스·웨어러블 제품과 정보 비즈니스가 B2C Business-to-Consumer 모델로 바뀌고 있으며, 병원이 아닌 곳에서도 건강서비스를 제공하고 제공받는 유헬스케어 시대가 열리고 있다. 개인건강기록시스템 PHR-S과 챗봇 Chatbot 등 소비자에게 직접서비스를 제공하는 DTC Direct-To-Consumer 의료가 등장하고, 보건의료는 이제 정보통신기술과 분리될 수 없게 되었다. 소비자가 다수의 기기로 통신하면서 솔루션을 상호운용하기 위해서는 표준화가 더욱더 중요해질 것이다.

이렇듯 보건의료데이터를 물리적 경계를 넘어 안전하고 정확하게 사용

---

* 2016년 진료정보교류사업의 법적 근거가 마련되었고, 2019년 현재 거점병원을 중심으로 진료정보교류가 시행되고 있다.

하기 위해서는 표준화가 반드시 필요하다. 데이터에 기반한 건강관리와 정밀의료는 표준화 없이는 불가능하다. 데이터의 폭발적인 증가와 데이터 분석 기술의 발전이 보건의료정보의 표준화를 촉진할 것이다. 다양한 사용자들 간의 정보 장벽을 제거해주는 것이 바로 표준이기 때문이다.

지난 20년간 국가적으로 전자건강기록시스템 구축에 중점을 두었다면 이제는 인공지능, 빅데이터, 클라우드를 통해 보건의료의 새로운 장이 열리고 있다. 1장에서는 이러한 상황을 소비자(소비자 중심의 건강관리), 건강(웰니스와 웨어러블), 의료(정밀의료), 기기(인공지능과 로봇), 장소(유헬스케어, 클라우드) 측면에서 살펴보고자 한다.

｜소비자 중심의 건강관리

　우리는 은행에 가지 않고도 금융거래를 할 수 있고, 학교에 가지 않고도 휴학계를 낼 수 있으며, 스카이프Skype와 줌Zoom으로 세계 사람들과 소통하고 회의하는 시대에 살고 있다. 먼 곳에 직접 가지 않고도 가상세계에서 아름다운 자연과 문화유산을 만끽할 수 있으며, 원격으로 해외 석학으로부터 수준 높은 지식을 배울 수 있게 되었다. 정보통신기술이 사람을 새보다 빨리 이동할 수 있게 만들어준 것이며, 이러한 기술의 발전은 인류에게 물리적 공간 개념의 약화라는 혁명을 가져다주었다 해도 과언이 아니다. 그렇다면 보건의료는 어떠한가?

　과거엔 환자가 있는 곳에 의사가 찾아갔지만, 지금은 아픈 이가 직접 병원에 가는 것이 당연하게 여겨진다. 그러나 앞으로는 몸에 이상이 발생하기도 전에 질병을 예방하고, 병원에 가지 않고도 진료를 받게 될 것이다. 의료공급자 및 병원 중심의 전통적 의료에서 탈피해, 소비자 중심의 건강관리서비스로 변화하는 것은 21세기 보건의료의 특징이다.

의료의 디지털화로 의학지식의 양은 급속히 증가했으며 접근성 역시 획기적으로 개선되었다.[9] 이러한 변화는 소비자 주권의 향상을 가져왔다. 의료정보통신기술의 발전, 5G 통신기술과 네트워킹의 보편화는 정밀하고 편리하며 지능적인 의료를 우리 곁으로 불러오고 있다. 이같이 변화된 의료를 일반적으로 '스마트 헬스smart health' 및 '디지털 헬스digital health'라고 부른다. 스마트 헬스는 각종 정보, 컴퓨팅 및 네트워킹 기술로 질병을 예방하고 의료 질은 향상하며 비용은 낮추는 시스템을 말하며,[10] 디지털 헬스는 아날로그 상태인 인간에게서 문진과 검사로 데이터를 얻고, 통계와 인공지능을 이용해 서비스를 개발하고 제공함을 의미한다.[11] 개인에게 최적화된 건강 서비스를 제공하기 때문에 개인건강관리시스템이라 부르기도 한다.

하지만 미래 의료는 단순히 단일한 기록시스템에 의존하지 않는다. 클라우드가 의료기기와 개인의료정보 및 빅데이터를 통합하고 인공지능이 분석하는 지능형 시스템이라고 봐야 한다. 다시 말해서 개인의 단편적인 기록에서 벗어나 개인에게 꼭 맞는 건강정보와 서비스를 제공하는 지능형 건강서비스이며, 그 핵심이 바로 인공지능, 빅데이터, 클라우드 기술이다. 이를 이용한 생활습관 교정, 유전체정보 분석 등은 개인의 건강관리에 필요한 모든 의사결정을 지원할 것이다.

개인건강기록PHR; Personal Health Record은 개인이나 가족의 건강정보를 평생 안전하게 보관하고 관리하는 기능을 제공한다. 개인(또는 대리인)이 직접 정보를 관리하고, 언제 어디서든 필요할 때 쉽게 접근할 수 있다. 현재 개인건강기록 도입을 적극적으로 추진하는 대표적인 국가로는 미국, 영국, 호주 등이 있다. 미국은 '전자건강기록의 의미 있는 사용Meaningful Use of EHR'*에

---

* 미국 ONC(건강정보기술조정국)에서 전자건강기록시스템 기능의 표준화를 목표로 시행한 정책. ONC의 인증기준을 충족한 전자건강기록시스템을 사용해 유의미한 진료 개선 성과를 보인 의료제공자에게 인센티브를 제공한다.

서 환자에게 개인건강기록을 제공할 것을 의무화했다. 영국은 국민보건서
비스NHS; National Health Service 의료체계의 질 향상을 위한 최우선 과제로 의료소
비자와 개인건강기록을 통한 정보 공유의 증진을 꼽았다. 호주는 자원자가
직접 개인건강기록시스템에 가입하게 해왔으나, 2018년부터 전 국민 자
동가입체계로 전환했다.

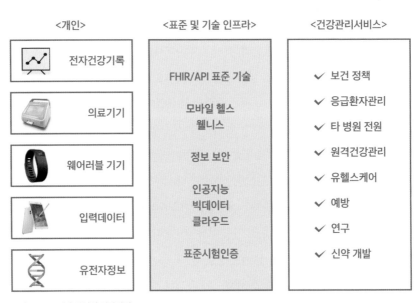

<개인>

| 전자건강기록 |
| 의료기기 |
| 웨어러블 기기 |
| 입력데이터 |
| 유전자정보 |

<표준 및 기술 인프라>

FHIR/API 표준 기술

모바일 헬스
웰니스

정보 보안

인공지능
빅데이터
클라우드

표준시험인증

<건강관리서비스>

✔ 보건 정책
✔ 응급환자관리
✔ 타 병원 전원
✔ 원격건강관리
✔ 유헬스케어
✔ 예방
✔ 연구
✔ 신약 개발

그림 1-1. 소비자 중심의 건강관리

I 정밀의료

인간 신체는 개개인마다 다르다. 커피 한 잔에도 잠 못 이루는 사람이 있는가 하면, 다섯 잔을 마셔도 수면에 영향을 받지 않는 사람도 있다. 각자 환경이나 질병에 반응하는 방식도 다르다. 같은 약물로 치료해도 어떤 사람은 치료 효과가 매우 좋은 반면, 어떤 사람은 심각한 부작용에 시달리다 치료 전보다 증세가 나빠질 수 있다. 각자에게 맞는 치료법이 있으나, 현대 의료는 획일적인 치료법에 의존해 잘못된 선택을 하고 예상치 못한 부작용에 맞닥뜨리기도 한다.

반면, 정밀의료Precision Medicine는 건강데이터를 분석해 개인에게 맞는 치료법을 만들어 부작용을 방지하고 치료 효과를 극대화한다. 정밀의료가 대두된 배경을 미국의 상황으로 살펴보자면 '보건의료데이터 수집 매체'와 '경로의 다양화'에 있다. 과거에는 병원 안에서 종이기록으로만 존재하던 데이터가 이제는 병원 밖에서도 PC, 단말기, 스마트폰 애플리케이션, 웨어러블 기기 등으로 수집된다. 최근 몇 년간 진보한 인지컴퓨팅과 자연어 처리 등 분석 기술은 데이터의 정밀도를 높였다. 차세대염기서열분석NGS을 포함해서 각종 검사가 지능화되고, 유전체와 단백체의 분석 단위도 세분되고 있다. 현장에서 검사하고 질병을 확인하는 현장진단 기술의 발달, 빅데이터 공유와 클라우드 플랫폼 시스템 등 정보서비스의 최첨단화 역시 정밀의료를 촉진한다. 정밀의료를 실현하기 위해서는 데이터의 추적관찰이 반드시 필요한데, 참여자의 자발적 개인의료정보 및 검체 기증 역시 사업의 원활한 진행에 한몫하고 있다. 미국이 정밀의료사업에서 개인정보를 기부받을 수 있게 된 것은 대규모 캠페인의 효과이기도 하지만, 의료정보가 공익적으로 활용된다는 인식 때문이기도 하다. 무엇보다 오랜 시간 추진해온 진료정보교류사업과 같은 표준화 노력의 결실이라 할 수 있다.

정밀의료 정의

정밀의료란 유전체, 임상, 생활환경, 습관 등 개인마다 차이가 나는 정보를 통합·분석한 뒤 맞춤형 예측치료를 제공하는 의료행위다. 전통적인 치료 방법은 지식과 경험에 따른 근거기반이었다. 반면, 정밀의료는 데이터 기반으로 개인에게 맞춰진다.[12] 의료데이터의 80%는 비정형데이터(영상, 신호, 음성, 텍스트 등)이므로 그동안 정형화된 처리가 어려웠지만, 최근 인공지

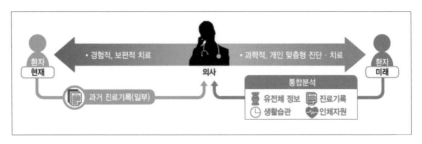

그림 1-2. 정밀의료의 개념 [출처: 보건복지부.]

능 기술과 자연어 처리 기법의 발달로 비정형데이터 분석도 가능해졌다.

All of Us 프로그램

정밀의료는 미국 오바마 정부 시절 '정밀의료 이니셔티브Precision Medicine Initiative, PMI' 프로젝트로 출발했고, 트럼프 정부에 들어서 'All of Us 프로그램'으로 명칭을 변경하여 진행 중이다. 이 All of US 프로그램의 대표적인 연구는 대규모 코호트 구축(PMI 코호트 프로그램)을 통한 건강과 질병 발생 요인 간의 추적, 그리고 임상시험(NCI-MATCH)을 통한 유전자 변이에 대응한 최적의 암 치료법 발견이다.

PMI 코호트 프로그램

미국 국립보건원NIH에서는 2018년부터 10년간 100만 명이 넘는 참가자의 건강 상태를 추적해 정밀의료를 개발할 목적으로 All of Us 프로그램을 추진하고 있다.[13] 참가자에게서 수집하는 정보는 유전자, 인종, 성별, 의료 기록, 직업, 식이, 생활습관 등이다. 제공받은 데이터는 사생활 보호를 위해 개인식별정보를 없앤 뒤 암호화한다. 이를 통해 생활습관을 비롯한 생물학적·환경적 요인과 발병의 연관성을 연구하고, 측정 지표의 변화 양상으로 질병 위험을 분석하게 된다. 2017년 25,000여 명이 파일럿 프로그램으로 등록했고, 2018년 5월 6일에는 정식 등록을 시작했다.[14] 참가 대상자는 미국에 거주하는 18세 이상의 성인이며, 2년 이내에 어린이들도 대상자에 포함할 예정이다.[15] 프로그램 참가자들은 온라인 설문조사에 응해야 하고, 전자건강기록의 일부와 생활습관정보를 공유해야 한다.[16] 참가자는 정기적으로 혈액(50mL)과 소변(50mL)을 제공하는데 채혈이 어렵다면

타액을 제공할 수 있고, 모든 샘플은 메이요 클리닉 바이오뱅크로 수송해 보관된다.[17]

암 정복을 위한 임상시험

정밀의료에서 암 치료 및 예방법의 개인화는 우선순위를 차지한다. 암은 치료 기간이 길고 치료법이 복잡하며, 치료 중 부작용이 빈번하면서도 말기로 진행될수록 완치 확률이 낮아져 삶의 질을 떨어뜨리기 때문이다. 암이 정밀의료의 우선순위인 또 다른 이유는 다른 질병보다 유전체 연구가 많이 진행되어 있으며, 유전자 변이를 고려한 표적항암제 개발이 정밀한 치료를 입증하기에 유용하기 때문이다. 장기간 항암제를 투여받는 암 환자들은 약물이 자신의 유전적 특성에 맞지 않아 효과를 보지 못하거나, 심각한 부작용을 경험해왔다. 이는 정밀 투약이 가장 절실한 질병이 암인 이유다. 미국 국립암연구소NCI에서는 차세대염기서열분석을 이용해 암 유전자의 변이정보를 매치하고, 이 결과로 환자를 치료했을 때 효과가 있는지 연구하는 임상시험을 하고 있다.[18]

웨어러블 기기를 통한 건강정보의 수집

All of Us 프로그램에서는 2019년 1월부터 핏빗Fitbit이라는 웨어러블 기기를 이용해 건강정보를 수집한다고 밝혔다. 'Fitbit Bring-Your-Own-Device'로 불리는 이 프로그램의 참가자들은 자신의 건강정보를 제공할 범위를 선택할 수 있으며, 혈액 등 검체를 통해 유전적 질병 발생 위험을 분석한 결과를 통보받는다. 또한 웨어러블 기기나 애플리케이션으로 실생활 데이터를 연구에 기증하는 'Sync for Science' 프로젝트 참가자들은 애플리케이션 'Sync Apps'에 접속해 본인의 자료를 간편하게 전송할 수 있다.

정밀의료가 대중화되면 환자는 자신에게 꼭 맞는 치료와 처방을 제공받을 수 있으며, 스스로 질병 예방을 계획하고 실천하는 '질병예방정보'를 제공받는다. 의료기관에서는 환자의 특성에 맞는 치료와 처방을 제공하게 되면서 의료서비스의 질과 효율성이 높아진다. 제약회사에서는 유전체정보를 통해 부작용을 최소화한 표적항암제 등의 신약을 개발할 수 있으며, 연구자들은 표준화된 정밀의료데이터를 연구에 사용할 수 있게 된다.

┃유헬스케어

유헬스u-health는 유비쿼터스 헬스ubiquitous health의 줄임말로 유비쿼터스ubiq-uitous란 '신은 어디에나 존재한다'는 뜻이며, 유비쿼터스 컴퓨팅이란 '언제 어디서나 어떤 기기로든 컴퓨팅을 할 수 있다'는 의미다. 마찬가지로 유헬스 또는 유헬스케어는 정보통신기술과 보건의료를 결합해 언제 어디서나 예방, 진단, 치료, 사후관리를 제공받는 것을 말한다.[19] 또한 개인이 무선통신을 통해 시공간의 제약 없이 원격의료서비스를 이용하는 것을 의미한다.

유헬스케어는 병원 중심 의료의 새로운 대안이 될 수 있다. 현재는 병원에 가야만 서비스를 받을 수 있으며, 일상생활 공간은 건강관리의 사각지대에 속한다. 병원에서는 건강정보가 '일방적'으로 제공되며, 오히려 병원에 가서 병을 얻어온다는 말이 있을 정도다. 반면, 앞으로는 유헬스케어를 통해 무구속·무자각 기기가 24시간 생체신호를 측정하고, 이를 통해 각 체질에 맞는 건강정보가 개인들에 제공될 수 있다. 앞으로는 세균성·바이러스성 질병보다 퇴행성·만성질병이 증가할 것으로 예상되므로 치료보다

예방 그리고 적절한 관리가 더 중요해질 것이다.[20]

유헬스케어의 개념은 빠르게 발전하는 정보통신기술, 노령화 현상, 질병과 건강에 대한 높아진 관심, 온라인을 통한 건강상담 등을 통해 발전했다. 유헬스케어 개념이 인식된 지 20년이 넘었고 우리나라에서는 15년 가까이 각종 시범사업을 해왔지만 아직까지 법적으로 상용화되진 않았다. 국외에서는 모바일 기기와 인공지능 기술로 원격에서 의료서비스를 제공하는 사례가 크게 확대되고 있다.

국가	원격의료서비스 내용
미국	전체 진료 6건 중 1건이 원격으로 진행
프랑스	2016년 원격의료 합법화
중국	2016년 원격의료 전면 허용 모바일메신저 통해 유료로 의료상담 무인진료실에서 인공지능으로 상담 후 의사가 추천
일본	원격의료에 건강보험 적용
동남아	앱 하나로 진찰부터 의약품까지 배달
핀란드	영상통화로 독거노인 건강관리

표 1-1. 각국의 원격의료 현황(일부 수정) [출처: 임유. 2019/05/21. 〈한국에선 원격의료 불법인데… 중국 온라인병원 고객 3000만 명〉. 《한국경제》.]

한편, 2019년 7월 중소벤처기업부는 유헬스케어의 초기 모델로 볼 수 있는, 환자-의사 간 원격의료를 허용하는 내용을 담은 규제특례계획을 발표했다. 강원도를 규제자유특구로 지정하고 강원도 내 격오지를 대상으로 시행하는 사업이다. 원격의료를 받은 격오지 환자들은 웨어러블 기기나 혈압·혈당계를 제공받으며, 이 기기가 전송한 데이터를 의원에서 모니터링한 후 원격상담이 이뤄지는 방식이다.[21]

순위	문제점	응답자 평균 점수 (매우 그렇다 5점 - 매우 그렇지 않다 1점)
1	의료사고 시 법적 책임소재의 불명확	4.26
2	건강보험수가 불인정	4.09
3	환자정보 유출 등 개인정보보호 문제 미해결	3.76
4	의료정보 표준화 미비	3.74
5	참여자들의 이해관계 갈등	3.73
6	전문인력 양성을 위한 교육프로그램 부재	3.69

표 1-2. 의료인들이 말하는 유헬스케어 적용의 문제점 [출처: 한국보건산업진흥원. 2018/12. 〈U-Healthcare 활성화 중장기 종합계획 수립〉.]

상용화 조건

유헬스케어를 상용화하려면 의료행위와 유사 의료행위를 명확히 구분하고, 원격의료에 대한 사회적 합의가 있어야 한다. 또한 측정기기의 신뢰도 검증, 의료사고 시 책임기준 등을 마련해야 한다. 국내 의료진들은 의료사고의 법적 책임소재가 명확하지 않은 점이 유헬스케어 도입 시 예상되는 문제라고 말한다.

유비쿼터스 컴퓨팅의 핵심 기술은 센서, 프로세서, 통신, 인터페이스, 보안 등이라 할 수 있다. 유헬스케어를 상용화하기 위해서 센서, 프로세서, 통신 기술을 결합해야 하며, 환자와 의료인 간 소통을 지원하는 인터페이스와 보안 기술을 적용해야 한다. 센서 및 개체식별 기술은 유헬스케어의 기본적인 기술이다. 유헬스케어에는 RFID(전자태그)와 같은 수동형 센서보다 신호를 감지하는 방식의 능동형 센서의 사용이 적절하다.[22] 외국에서는 무선 및 비침습형 제품들이 유헬스케어의 목적으로 사용되고 있다. 생체 징후(혈압, 체온, 맥박, 호흡 등)를 감시하는 무선 모바일 기기, 비침습형 연속 혈당측정기 등이 그 예라고 할 수 있다.

해외 사례

북미와 유럽 병원에서는 원격의료와 원격상담, 온라인 진료 등을 활용하고 있다. 미국에서는 주치의의 온라인 처방을 장려하기 위해 〈MIPPAMedi- care Improvements for Patients and Providers Act of 2008〉[23]를 제정하고 의사가 온라인 처방 전을 발행할 때마다 인센티브를 제공하고 있다. 미국, 캐나다, 영국, 스페인, 인도, 호주 등에서는 무선 및 비침습 제품을 이용한 재택건강모니터링이 활발히 사용되고 있으며, 미국 17개 주에서는 메디케이드 보험도 적용된다. 미국 재향군인부서는 세계에서 가장 큰 원격재택모니터링 네트워크를 운영하면서 당뇨, 심혈관 질환, 만성폐쇄성폐질환, 우울증, 외상 후 스트레스 장애 등 만성질환을 관리한다. 가정용 장비로 재향군인병원 정보시스템에 데이터를 송부하는 것이다.[24] 독일에서는 2017년 7월부터 온라인 및 비디오 의료행위에 수가 지급을 시작했다.

개인용 의료기기가 계속적으로 지능화되고 측정의 신뢰도가 높아지면서 유헬스케어 기술은 더욱 상용화될 것이다. 특히 가정과 직장에서 건강관리 목적으로 사용할 수 있는 웰니스 제품과, 현장에서 즉시 진단에 활용이 가능한 체외진단기기는 유헬스케어를 더욱 앞당길 수 있을 것이다.

┃웰니스 제품

유헬스케어가 의사와 원격으로 접촉해 언제든 제공받을 수 있는 건강관리서비스라면, 웰니스는 의료인을 만나지 않고도 진단과 건강관리가 이루어지는 것을 뜻한다. 즉, 웰니스wellness란 신체적·정신적 그리고 사회적으로 건강하고 안정된 상태로 건강한 삶을 유지하려는 능동적인 노력을 말한다.

현시대에는 빠른 고령화와 늘어난 만성질환으로 일상적 건강관리의 필요성이 커지고 있다. 건강한 사람에겐 건강을 유지하는 데 도움을 주고, 질환자에게는 효율적이고 편리한 질환관리를 돕는 것이 웰니스 기기의 역할이다. 웰니스 기기와 의료기기는 기능이 유사해서 구분이 어려운 특징이 있다.

> **의료기기 및 의료소프트웨어 정의**
>
> 웰니스 기기의 범위를 이해하려면 의료기기와 의료소프트웨어의 정의를 알아야 한다.
>
> 먼저 〈의료기기법〉 제2조에서 의료기기란, 사람이나 동물에게 단독 또는 조합하여 사용되는 기구·기계·장치·재료 또는 이와 유사한 제품으로서, 다음 각호의 어느 하나에 해당하는 제품을 말한다. 세부적으로는 ① 질병을 진단·치료·경감·처치 또는 예방할 목적으로 사용되는 제품 ② 상해(傷害) 또는 장애를 진단·치료·경감 또는 보정할 목적으로 사용되는 제품 ③ 구조 또는 기능을 검사·대체 또는 변형할 목적으로 사용되는 제품 ④ 임신을 조절할 목적으로 사용되는 제품 등이다.
>
> 의료소프트웨어는 의료기기에 해당하는 목적으로 사용하기 위해 개발된 소프트웨어 시스템으로 ① 독립형 소프트웨어 ② 내장형 소프트웨어 ③ 모바일 의료용 앱 등을 말한다. 독립형 소프트웨어는 소프트웨어 그 자체로서 의료기기의 사용 목적에 부합하는 기능을 가지며, 범용 컴퓨터와 동등한 환경에서 운영되는 의료기기 소프트웨어다. 내장형 소프트웨어는 별도의 의료기기시스템에 내장되어 운영되는 소프트웨어다. 모바일 의료용 앱은 의료기기의 정의(〈의료기기법〉 제2조)에 부합하는 앱을 말한다.

판단기준

식품의약품안전처는 웰니스 제품개발자의 제품 인허가에 대한 혼란을 없애고, 규제 적용 여부를 명확히 할 목적으로 2015년 7월 〈의료기기와 개인용 건강관리(웰니스) 제품 판단기준〉을 발표했다. 이는 〈의료기기법〉 제2조의 의료기기와 개인용 건강관리 제품(일명 웰니스 제품)을 구분하는 기준을 명확하게 제시함으로써, 제조자 등에게 인허가가 필요한 의료기기인지 그 여부를 안내한다. 의료기기와 개인용 건강관리 제품은 사용 목적과 위해도에 따라 구별된다. 사용 목적이 '의료용'이라고 명시되거나 제품의 위해도가 높은 경우 의료기기로 본다.

식품의약품안전처에 따르면 위해도 판단 요소로는 ① 생체 적합성 문제를 일으키는지 ② 침습적인지 ③ 사용 의도대로 작동되지 않을 때 사용자에게 상해 및 질병이 발생하는지 ④ 위급한 상황을 탐지하는지 ⑤ 기기의 기능이나 특성을 통제·변경하는지가 있다.

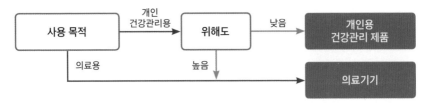

분류

식품의약품안전처 기준에 의하면 웰니스 제품은 '일상적 건강관리용'과 '만성질환 자가관리용'으로 구분된다. 먼저 일상적 건강관리용 제품은 주로 호흡, 스트레스 등의 생체 현상을 측정하고 분석해 생활습관 개선과 운동을 돕는다. 만성질환 자가관리용 제품은 질환 현상관리용과 의료정보 제공용으로 구분되며, 주로 식단 조절 또는 합병증 예방 등의 정보를 제공한다.

종류

웰니스 제품은 질병의 예방, 진단, 관리 등 그 목적에 따라 종류도 다양하다. 가정에서 사용할 수 있는 체지방 측정기기, 초음파 기기를 비롯해 스트레스 측정 및 관리, 유전자검사, 심혈관 건강을 위한 유산소 운동, 피트니스, 정신건강관리, 잘못된 생활습관 개선 등을 지원하는 제품을 예로 들 수 있다.

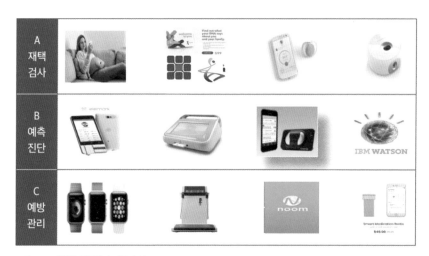

A 재택 검사				
B 예측 진단				
C 예방 관리				

그림 1-3. 개인용 건강관리 제품의 예

특징

웰니스 제품의 특징은 건강정보, 모바일, 데이터를 융합한 소프트웨어를 기반으로 한다는 것이다. 정보통신기술 융합제품인 만큼 일부 제품들은 기기 간 통신이 가능하다. 예를 들어 비의료기기인 IBM 왓슨은 인공지능이 결합된 클라우드서비스로 맞춤 처방전을 제공한다.

제품들은 건강관리에 초점을 두고 소형화되고 있다. 사용자의 거주지나 이동에 불편이 없도록 점차 소형화·지능화되는 추세다. GE의 초음파 기기는 주머니에 들어가는 크기로 장소에 구애받지 않고 사용할 수 있다.

눔NOOM의 건강관리 앱은 스마트폰에서 사용하는 모바일 플랫폼서비스로 비만 예방을 위한 다이어트 기능뿐만 아니라 당뇨 관리를 위한 식단도 코치해준다. 질병 예방과 만성질환 관리 목적 모두를 충족하는 것이다.

애플킷Apple kit은 대표적인 건강관리 앱으로, 스마트폰을 통해 사용자 건

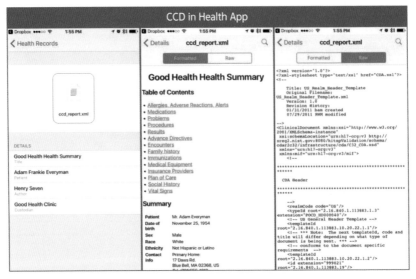

그림 1-4. 애플의 Health Records [출처: APPLE 홈페이지.]

강기록을 제공하며 표준(CDA, CCR)에 따라 정리된 건강기록을 의사에게 공유한다.

피 한 방울로 혈당, 콜레스테롤, 심장 질환을 단 몇 초 만에 검사하는 모바일 진단기기 '가오'는 일회용 스트립으로 혈액을 검사한 뒤, 측정된 데이터를 모바일 기기로 전송한다. 진단 결과는 사용자가 원할 경우 의사와 보호자에게도 전달해 진단과 치료를 연계할 수 있다.

웨어러블 기기

웰니스 제품 중에는 시계, 반지, 목걸이, 밴드 형태로 몸에 가까이 두거나 착용하는 것이 있는데 이를 웨어러블 기기wearable device라 한다. 하드웨어를 몸에 부착하는 방식부터 체내 삽입용 기기implantable device 등으로 다양화되고 있다. 의료, 의류, 패션, 게임, 스포츠 분야에서도 자주 활용되며 제품군도 꾸준히 증가하고 있다. 웨어러블 기기는 우리 몸의 다양한 신호를 실시간으로 수집하고 진단할 목적으로 사용된다. 각종 건강데이터(체온, 혈압, 혈당, 심박수, 심전도, 스트레스, 수면 등)를 클라우드에 전송하고 수집한 정보를 분석해 피드백한다.

사용자들은 웨어러블 기기를 통해 건강관리가 편리해졌다고 응답했으나[25] 활동량 측정기 구매자의 42%는 6개월 이내에 사용을 중단했다.[26] 웨어러블 제품의 신뢰도와 정확성의 향상은 사용자가 기기를 더 오래 사용하게 할 것이다. 개발자는 제품에 새로운 가치와 재미를 제공해야 하며, 표준 관점에서는 제품의 정확성과 신뢰성, 보안, 내구성, 인체 적합성 등에 대한 표준 마련이 시급하다. 의료기기와 달리 웰니스 제품은 인허가 과정이 없어서 신뢰도가 낮을 수 있다. 반면, 전립선암 진단기기인 FREND 등 일부 제품은 미국 FDA의 승인을 받아 의료용으로도 판매되고 있다. 앞으로 웰니스 제품은 요람에서 무덤까지 인간의 건강관리에 필요한 여러 솔루션을 제공하게 될 것이다.

표준화 동향

앞서 언급했듯이 웰니스용 웨어러블 기기는 소형이다 보니 데이터 분석보다 수집에 주로 이용된다. 일상 속 신체 상태를 측정한 데이터(라이프로그)는 스마트폰 또는 클라우드에 옮겨져 분석된다. 그런데 클라우드에 누적된 빅데이터의 연관 관계를 규명할 수 없다면 데이터는 무용지물이 되고, 의료데이터에 접목하기도 어렵다. 따라서 라이프로그의 표준화는 웰니스 제품 성공에 필수적인 요소다. 현재 웰니스 제품의 건강정보 표준화는 ISO/TC 215(보건의료정보), 웨어러블 기기로서의 표준화는 IEC/TC 124,

사물인터넷과의 통신과 보안 등은 ISO/IEC JTC 1 SC 41, ITU-T, OCF에서 진행된다.[27] 또한 모바일 기기를 이용한 헬스케어는 HL7Health Level Seven에서 표준화를 추진 중이다. 한편, 영국표준협회에서 건강관리용 앱의 표준(PAS 277)이 최초로 개발되었다.[28] 이 표준은 ISO/TC 215 Joint Working Group 7*에서 국제표준으로 제안되었다. Joint working Group 7은 건강 및 의료 소프트웨어 표준안 작업을 진행 중이기도 하다.

웨어러블 기기의 표준화를 전담하는 기구인 IEC/TC 124(착용형 스마트기기)는 우리나라 주도로 설립되었다.[29] 웨어러블 기기는 생체정보감지 기술, 생체신호처리 기술, 생체신호통합 및 피드백 기술, 유무선 네트워크 기술 등을 갖춰야 한다. 특히 센서의 정확성과 전력 공급의 안정성, 생체 적합성 확보가 필요하다.[30] 웨어러블 기기의 생체 적합성 기준 마련을 위해 IEC/TC 124에서는 '밴드형으로 착용하는 전자 장치의 피부 화상 안전시험 방법' 등을 포함한 11종의 표준을 개발 중이다.[31]

체외진단기기

체외진단기기는 말 그대로 몸 밖에서 진단하는 의료기기에 속하지만 국외에서는 웰니스 목적으로도 점차 사용이 확대되고 있다. 체외진단기기란 〈의료기기법〉 제2조에 포함되는 의료기기의 일종으로, 질병의 진단과 예후 관찰, 건강 상태 및 치료 효과 판정 등의 목적으로 인체에서 유래한 혈액, 타액, 효소 등을 검사하는 의료기기를 말한다. 요화학 검사시약(소변검사용 스트립) 및 임신테스트기기 등이 체외진단기기에 속한다. 체외진단기

---

* ISO/TC 215-IEC/SC 62A WG: 의료기기를 포함한 의료 소프트웨어 및 의료정보통신기술 시스템의 안전, 효율성 및 보안표준 개발을 담당한다.

기는 시약, 장비 및 분석 소프트웨어를 포괄하며, 체외진단기기 시장 규모는 지속적으로 성장하는 추세다. 바이오센서 기술로 현장에서 간편하고 신속하게 진단할 수 있기 때문이다. 바이오센서는 생물학적 반응을 전기신호로 변환하는 분석 장치이다.[32] 바이오칩(신호를 감지하고 전송하는 전자 부품)과 바이오마커(센서 역할을 하는 생물학적 구성 요소)로 구성된다. 바이오칩은 효소, 단백질, 항체 등 생체 분자를 고체 형태의 소형 박막에 고밀도로 부착해 만든 소자다.[33] 환자로부터 채취한 시료를 바이오칩 위로 흘려보내면 나노소자와 반응하여 측정된 질병정보가 전자회로에 기록돼 신속한 진단을 돕는다.[34] 바이오마커는 암 등 신체의 병리 상태 및 약물에 대한 생체 반응을 객관적으로 측정하는 표지자다. 바이오센서는 전기 형광, 열 센서 등 다양한 물리화학적 방법으로 효소, 항체, 세포, DNA 등의 샘플을 측정하며 혈당, 호르몬, 암세포, 콜레스테롤 등을 분석한다.

I 의료인공지능

인공지능AI; Artificial Intelligence이란, 컴퓨터의 연산 및 학습기능을 이용해 인간의 지능을 모방하여 인공적으로 만든 지능을 일컫는다.[35] 인간의 지능으로 풀기 어려운 여러 문제를 기계지능으로 해결할 수 있다.[36] 1956년 미국 다트머스대학교 존 매카시 교수의 회의에서 인간의 지능을 기계로 구현하려는 노력이 시작되었고, 머신러닝과 딥러닝 기법의 발전으로 현재는 의료를 비롯한 전 산업 분야에서 인공지능이 각광받고 있다.

2016년 알파고AlphaGo로 인해 온 나라가 떠들썩했다면, 의료계에서는 같은 해 12월 가천대 길병원에서 도입한 IBM 왓슨이 큰 화제가 되었다. 환자들이 의사보다 왓슨의 처방을 더 선호하는 현상이 발생했기 때문이다. 당시 알파고의 바둑 경기로 인공지능에 기대가 높았던 환자들은 의료진과 왓슨의 처방이 엇갈리면 왓슨을 선택했다. 이는 한 병원에서 2개월간 85명의 진료를 관찰한 결과이므로 일반화할 수는 없다. 하지만 환자들이 의사의 실력보다 인공지능의 처방을 믿는, 획기적인 인식 변화가 드러난 사

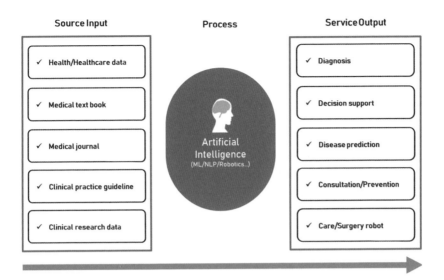

Source Input	Process	Service Output

Source Input
- ✓ Health/Healthcare data
- ✓ Medical text book
- ✓ Medical journal
- ✓ Clinical practice guideline
- ✓ Clinical research data

Process

Artificial Intelligence (ML/NLP/Robotics...)

Service Output
- ✓ Diagnosis
- ✓ Decision support
- ✓ Disease prediction
- ✓ Consultation/Prevention
- ✓ Care/Surgery robot

그림 1-5. 의료인공지능의 소스와 서비스(예시)

건임은 틀림없다. 그렇다면 의료인공지능의 수준은 어떨까? 국내 자료에
서는 왓슨과 의료진의 암 환자 치료법이 약 90% 일치하는 것으로 나타났
다.[37]

인공지능이 인간과 마찬가지로 의학 이미지와 문서를 정확하게 해석한
다는 사실은 여러 논문과 제품으로 입증되고 있다. 의료인공지능은 의료데
이터를 소스로 입력받아 인공지능 기법(머신러닝, 딥러닝, 자연어 처리, 전문가
시스템, 로보틱스 등)으로 처리하고 질병의 예방과 진단, 사후관리, 건강 향상
서비스를 제공할 것이며, 상용 솔루션도 속속 등장하고 있다. 특히 폐 영
상, 피부 및 망막 이미지를 딥러닝을 통해 비정상 부위를 검출하거나 세분
화해서 해석하는 데 있어 인간이 놓치기 쉬운 부분을 포착하는 탁월한 결
과를 보여주고 있다. 인공지능을 탑재한 휴대폰으로 원격진단을 할 수 있
으며 의료챗봇은 기본적인 의학 질문에 대답해준다. 또한 확보된 디지털

의료데이터로 알고리즘을 개선하며 이를 클라우드와 5G 환경에서 배포하는 것이 현실화되었다.

의료인공지능 제품

의료인공지능 제품의 기능은 영상의 자동진단, 상담, 간호, 수술, 진단 보조, 증상 측정 등으로 다양하다. 의료용이나 가정용 또는 개인건강관리의 목적으로 판매된다. 영상 분석, 손목골절 진단, 유방 치밀도 분석 등 제품의 기능도 다양화되고 있다. 2018년 미국에서는 의사가 확인할 필요가 없는 '확진용' 의료인공지능 제품 IDx-DR을 출시했다. 현재까지 출시된 의료인공지능 제품을 주요 기능별로 살펴보면 다음과 같다.

1. 증상 관리

애플워치Apple Watch는 심방세동을 비롯한 건강 상태를 점검할 수 있는 애플리케이션이다. 미국 스탠퍼드대학교 의대에서는 2017년 12월부터 2018년 8월까지 약 42만 명이 참여한 전향적 코호트 연구로 애플워치 심방세동 측정의 정확성을 평가하는 실험을 했다. 참여기준은 아이폰 및 애플워치 사용자 중 미국에 거주하는 22세 이상 성인이며, 제외기준은 심방세동 및 심방조동을 진단받았거나 항응고제 치료 중인 사람이었다. 연구 결과, 애플워치 알림을 통해 불규칙적인 맥박이 감지된 환자 중 34%만이 심방세동으로 진단받아 정확성과 신뢰도 면에서 보완이 필요함이 드러났다. 반면, 불규칙 맥박 측정의 양성예측도positive predictive value는 84%를 기록해 발전 가능성을 보여주었다.

2. 확정 진단

IDx-DR은 당뇨병성 망막병증을 진단하는 인공지능 기반 의료기기로, 2018년 미국 FDA에서 의사의 확인이 필요 없는 최초의 진단용 기기로 허가받았다. IDx-DR은 안과 의사의 판독 영상 12만 개를 학습했고, 학습용 영상이 아닌 1만 개의 영상으로 판독의 정확성을 판별한 다음, 안과 전문의 8명에게 동일 영상을 제공해 판독 결과를 대조하는 방식으로 타당도를 확인했다. 양쪽 안구 사진을 각각 2장씩 촬영하고 망막 이미지를 인공지능 소프트웨어에 입력하면, 인공지능이 기존에 입력된 환자데이터와 비교해서 1분 내에 당뇨병성 망막병증을 진단한다. IDx-DR과 같은 인공지능 기반의 제품은 왓슨처럼 진단을 보조하던 수준에서 진단을 확정하는 수준으로까지 발전하게 될 것이다.

3. 진단 보조

전자의무기록시스템에 입력된 환자데이터를 분석한 다음, 처방 약품을 추천하거나 필요한 검사를 제안하는 인공지능은 대부분 '진단 보조용 소프트웨어'다. 최종 진단이 아닌, 의사의 의사결정을 도와주는 임상의사결정지원Clinical Decision Support, CDS을 제공한다. '뷰노메드 본에이지'는 환자의 손 엑스레이 영상을 분석하여 의료인이 환자의 뼈 나이를 판단하는 데 도움을 주는 소프트웨어이며, 국내에서 처음으로 인공지능 기반 의료기기로 식품의약품안전처의 허가를 받았다.[38] 국내 기업 루닛의 '루닛 인사이트' 역시 97%의 정확도로 유방암을 발견하는 의료인공지능 소프트웨어다. 한국형 왓슨으로 불리는 '닥터앤서' 역시 임상진료에 적용된다. 서울아산병원에서는 2019년 하반기부터 병원에 닥터앤서 쇼룸을 설치하고 심뇌혈관·치매 등 3개 분야 서비스를 시작한다.[39]

4. 건강검진

인공지능 전문 기업인 아이플라이테크iFlyTek와 중국 칭화대학교가 함께 만든 인공지능 로봇 샤오이小醫가 2017년 실시된 중국 국가의사면허시험에서 600점 만점에 456점을 받아 합격했다.[40] 로봇 샤오이는 병원 로비에서는 문진용으로, 노령층에는 건강검진용으로 활용되고 있다.[41] 샤오이는 검진 결과를 클라우드 플랫폼으로 전송해 개인의 건강관리를 돕는다. 또한 클라우드상의 데이터를 통해 노인의 건강 상태를 자녀 및 의사에게 알려주며, 데이터에 이상이 생기면 경고 메시지를 보내준다.

5. 건강상담

'바빌론헬스Babylon Health'는 원격에서 건강상담서비스를 제공하는 온라인 챗봇이다.[42] 바빌론헬스는 콜센터 직원의 매뉴얼과 응대 기술을 학습한 후, 대화를 통해 상담자의 증상과 위험 요소를 평가해 응급실 방문 필요성까지

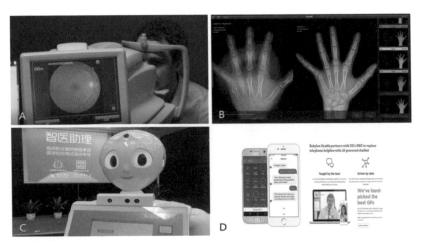

그림 1-6. 인공지능과 로봇의 예. (A) 인공지능 기반 진단기기 IDx-DR (B) 뷰노메드 본에이지 (C) 진료보조 및 건강검진용 로봇 '샤오이' (D) 바빌론 챗봇 [출처: 각 사 홈페이지.]

조언해준다. 바빌론헬스의 중증도 평가 기술은 경험 많은 의사와 과학자들이 최신 학습 기술을 사용해서 개발했다.

최근의 규제 변화

모든 의료기기는 시판 전 규제 당국의 허가를 받아야 한다. 기기를 사용할 때 인체에 문제가 발생하지는 않는지, 즉 안전하고 유효한지를 엄격하게 검증하는 것이다. 그러나 기존의 규제기준으로는 판단하기 어려운 소프트웨어 제품이 급증하고 있다. 특히 인공지능과 빅데이터, 클라우드가 융합된 소프트웨어 SaMD가 그 대표적인 예다. SaMD_{Software as Medical Device}란 하드웨어에 속하지 않은, 의료용으로 사용되는 소프트웨어를 뜻한다.[43] 신개념의 융합소프트웨어는 판단기준이 아예 없거나 부족해서 결국 규제의 손

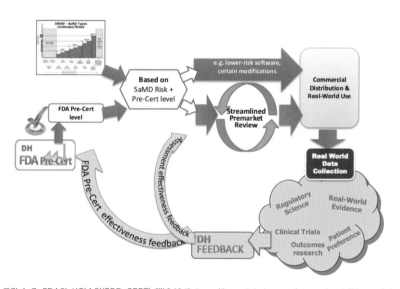

그림 1-7. FDA의 사전승인(PRE-CERT) 개념 [출처: https://www.slideshare.net/amytenderich/fda-on-diabetes-innovation-mhealth-software-precertification-ddata17.]

길이 미치지 못하자, 미국 FDA에서는 2017년 8월 디지털 기기의 판매자 사전승인제도를 도입했다.[44] 사전승인제도란 디지털 헬스케어 제품에 대해 제품별 개별 허가가 아닌, 제조사별로 규제를 적용하겠다는 방침이다. 즉, 적절한 요건을 갖춘 제조사의 인허가 과정을 간소화해서 제품을 시장에 빠르게 출시할 수 있도록 자격을 부여하는 제도다. 사전승인을 받지 않은 제조사는 개발, 임상시험, 데이터 제출, 인허가 등 기존 규제 단계를 통과해야만 제품을 시장에 출시할 수 있지만, 사전승인대상 제조사는 인허가를 받기 위해서 필요한 업무를 면제받게 되어 제품 출시가 빨라지게 된다.

FDA에서는 사전승인제도를 가리켜 '규제는 완화하고 혁신은 장려하는 정책'이라고 밝혔다. 그러나 한편으로는 이러한 제도가 심각한 진단 오류를 발생시킬 것이라는 우려가 제기되고 있다. 2018년 12월 대한의사협회지에 발표된 논문 〈첨단 디지털 헬스케어 의료기기를 진료에 도입할 때 평가원칙〉[45]에서는 미국과 한국의 디지털 의료기기 인허가의 신속화 및 간소화로 안전성과 유효성 검증이 엄격하게 이뤄지지 않고 있다고 지적했다. 임상검증에 책임이 있는 식품의약품안전처와 미국 FDA가 '디지털 예외주의digital exceptionalism' 등을 이유로 소프트웨어를 무분별하게 사용하도록 한다는 것이다. 논문은 디지털 헬스케어의 산업화 측면을 지나치게 강조한 나머지 정부가 규제를 간소화하고 빠르게 허가를 내준다고 주장하는데, 이는 의약품이나 치료기기의 임상검증 방법을 그대로 적용하기 어려워서 나타나는 부작용이다.[46] 향후 인공지능의 사용 사례가 많아지면 궁극적으로 규제 간소화가 긍정적인지 확인할 수 있을 것이다.

상용화 조건

의료인공지능의 잠재력은 입증되었지만 여전히 몇 가지 문제가 남아 있다.

먼저, 딥러닝모델은 해석하기 어렵고 설명력이 떨어지는 한계가 있다. 이로 인해 오류가 발생했을 때 법적 책임소재 규명이 어렵다. 응급상황에서 인공지능의 추천을 전적으로 수용할 수 있는가의 문제이기도 하다. 따라서 의료인공지능의 보편적 활용에 앞서 인공지능의 해석 가능성, 설명 능력, 입증된 견고성robustness과 신뢰성을 반드시 고려해야 한다.

또한 의료데이터는 민감 정보여서 국가마다 〈의료법〉 및 〈사생활보호법〉을 적용받는데, 훈련자료 확보가 어려워지면 인공지능모델의 예측 성능은 낮아지게 된다. 인공지능 응용프로그램은 대부분 감독학습 및 레이블이 있는 데이터를 기반으로 하기 때문에 이 문제는 단기간에 해결하기 어렵다.

마지막으로 인공지능의 안전한 활용을 위한 설계자 및 사용자의 윤리기준을 수립해야 한다.

의료인공지능의 활약은 앞으로 더욱 커지게 될 것이다. 일본과 싱가포르 등에서는 인공지능 로봇이 사람을 간병하는 일을 하는 반면, 유럽의회의 〈로봇시민법〉 4.1.2항에서는 노인이나 환자들이 '로봇의 간호를 거절할 권리'를 명시하고 있다. 의료인공지능의 보편화에 대응하는 새로운 제도와 기준 마련이 필요한 시점이다.

표준화 동향

인공지능의 강점을 최대한 활용하고, 약점을 보완하기 위한 인류의 노력은 세계표준화기구에서 집중적으로 이뤄지고 있다. IEEE에서는 '인공지능의 윤리적 설계Ethically Aligned Design, EAD'를 통해 인공지능의 오류와 위험에서 인류를 보호하기 위한 대대적인 캠페인을 벌이고 있다. 인공지능 전반의 표준화 작업은 ISO/IEC JTC 1 SC, ITU에서 진행 중이다.

1. ISO/IEC JTC 1 SC 42(인공지능)

ISO/IEC JTC 1 SC 42(이하 SC 42)는 2017년 11월에 설립된 인공지능 분야 국제표준화기구다. 인공지능 기반 기술, 핵심 기술 및 서비스에 대한 표준 개발을 담당하며, 2019년 현재 SC 42의 책임하에 다음 3건의 표준이 발간되었다.

> • ISO/IEC 20546:2019(Information technology—Big data—Overview and vocabulary)
> • ISO/IEC TR 20547-2:2018(Information technology—Big data reference architecture—Part 2: Use cases and derived requirements)
> • ISO/IEC TR 20547-5:2018(Information technology—Big data reference architecture—Part 5: Standards roadmap)

이는 모두 빅데이터에 관한 표준인데, 인공지능 분야 표준화기구가 설치되기 이전부터 운영되었던 빅데이터 표준화 작업반이 인공지능 표준화기구로 통합되었기 때문이다.*

2019년 현재 SC 42는 5개 작업반Joint Working Group으로 구성된다.

> • 작업반 1: 기본 표준
> • 작업반 2: 빅데이터
> • 작업반 3: 신뢰성
> • 작업반 4: 사용 사례와 응용
> • 작업반 5: 인공지능시스템의 전산 접근법과 특성

또한 인공지능의 거버넌스governance와 법률적 관계를 포함한 함의를 다루는 SC 40과 공동으로 표준안을 개발하는 작업반을 운영한다.

---

* 베이징에서 열린 제1차 인공지능 표준화 회의에서 의결되었다.

SC 42에서 개발 중인 표준은 2019년 9월 기준으로 13개로 주요 표준 9개는 다음과 같다.

- ISO/IEC AWI TR 20547-1: 빅데이터 참조 아키텍처(1부: 프레임워크 및 애플리케이션 프로세스)
- ISO/IEC DIS 20547-3: 빅데이터 참조 아키텍처(3부: 참조 아키텍처)
- ISO/IEC WD 22989: 개념 및 용어
- ISO/IEC WD 23053: 머신러닝을 이용한 인공지능시스템을 위한 프레임워크
- ISO/IEC NP TR 24027: 인공지능시스템의 왜곡 및 인공지능 기반 의사결정지원
- ISO/IEC NP TR 24028: 인공지능의 신뢰성 개요
- ISO/IEC NP TR 24029-1: 신경망의 견고성 평가(1부: 개요)
- ISO/IEC NP TR 24030: 사용 사례
- ISO/IEC NP 38507 IT 거버넌스: 조직의 인공지능 사용에 따른 거버넌스 함의

2019년 현재 36개 국가의 150여 명이 회의와 온라인 투표를 통해 인공지능표준을 개발하고 있다. 회원국과 참석자 수가 매회 증가하고 있어 인공지능 표준화 작업에 대한 뜨거운 관심을 실감할 수 있다. 2019년 4월 아일랜드 더블린에서 열린 3차 회의에는 23개 회원국과 13개 관찰국에서 파견한 대표단과 구글, 아마존, 필립스, IBM, 마이크로소프트 등의 글로벌 기업들이 참석했다. SC 42가 신생표준화기구에 속하다 보니 응용 분야가 아닌 공통 분야의 표준 개발에 주력하고 있으며, 향후 의료, 제조, 금융 등 응용 분야의 표준 개발로 발전되어야 한다.

2. IEEE

전기전자기술자협회로도 불리는 IEEE Institute of Electrical and Electronics Engineers[**]는 160개국 42만 명의 회원으로 구성된 전기전자공학에 관한 최대 기술

** IEEE는 'I-Triple-E'라고 읽는다.

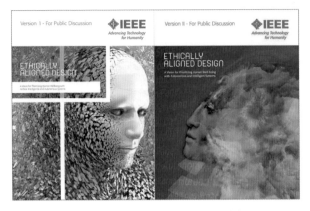

그림 1-8. 인공지능의 윤리적 설계(EAD) 버전 1(좌)과 버전 2(우) [출처: IEEE 홈페이지.]

조직으로, 산업표준을 생산하는 사실상표준화기구다.[47] IEEE는 ISO/IEC JTC 1 SC 42가 생겨나기 전부터 인공지능표준을 개발해왔다. 또한 인공지능표준 개발을 위해서 '자율 및 지능시스템의 윤리에 관한 IEEE 글로벌 이니셔티브'를 조직했다. 이 조직의 목표는 모든 기술자들이 자율적·지능적 시스템의 설계 및 개발 시 '윤리적 설계'에 토대를 둔 IEEE 표준을 제안하는 것이다. IEEE 글로벌 이니셔티브 활동의 대표적인 성과로는 인공지능의 윤리적 설계, IEEE P7000 프로젝트 시리즈 등이 있다.

3. 의료인공지능 표준화

의료인공지능 표준화는 일반적 인공지능의 표준화, 의료인공지능의 훈련용 재료이며 의료정보의 표준화, 인공지능 기반 소프트웨어(의료기기)의 표준화로 구성된다.

① 일반적 인공지능의 표준화

앞서 의료에 특화되지 않고, 전 산업 영역에서 사용할 수 있는 인공지능

표준화 추진기구로 IEEE, ISO/IEC JTC 1 SC 42와 주요 활동 등을 열거했다. 앞의 내용을 참조하기 바란다.

② 의료인공지능의 표준화

FG-AI4H_{Focus Group-Artificial Intelligence for Health}는 의료인공지능에 특화된 ITU-T 내 포커스 그룹으로, 2014년 7월 9일부터 20일까지 슬로베니아 수도 류블랴나에서 열린 회의에서 ITU-T Study Group 16에 의해 설립되었다. 포커스 그룹은 세계보건기구_{WHO}와 협력하여 건강, 진단, 선별검사 및 치료 결정을 위한 인공지능 기반의 평가를 통한 표준화된 평가체계를 수립한다.[48] 특히 인공지능의 학습데이터와 건강 콘텐츠와의 관련성, 완전성, 명료성, 품질 및 데이터 집합의 정확성을 평가하는 데 주안점을 두고 포커스 그룹을 운영하고 있다.* 참여 비용은 무료이며 모두에게 열려 있다.

③ 인공지능 기반 의료기기 소프트웨어 표준화

인공지능 기반 소프트웨어가 웰니스 제품이 아니라면 의료기기에 해당하는 표준을 준수해야 한다. 의료기기의 품질 관리에 관한 표준인 ISO 13485, 위험관리 활동을 정의한 ISO 14971, 소프트웨어의 라이프사이클 프로세스에 관한 표준 IEC 62304가 있다.

- ISO 13485:2016(Medical divices—Quality management systems—Requirements for regulatory purposes)
- ISO 14971:2007(Medical devices—Application of risk management to medical devices)
- IEC 62304(Medical device software—software life cycle processes)

---

* 표준화 주제로는 피부과, 낙상, 병리학, 신경인지 질환, 안과, 정신과, 증상 평가, 결핵, 심혈관 질환의 위험 예측, 뇌 영상 분석을 통한 자폐증 분류 등이 있다.

I 의료클라우드

우리는 자신의 집 옆에 우물을 파거나, 전기를 직접 관리할 필요가 없는 시대에 살고 있다. 물과 전기를 필요할 때 필요한 만큼 가져다 쓰고, 쓴 만큼 비용을 지불하면 된다. 클라우드도 이와 비슷한 개념이다. '클라우드 컴퓨팅(이하 클라우드)'은 네트워크상에 있는 컴퓨터의 자원을 필요한 만큼 가져다 쓰고, 쓴 만큼 비용을 지불한다는 개념이다. 소프트웨어, 서버, 데이터 등과 같은 자원을 모아놓고 여러 명이 웹을 통해 공동으로 사용할 수 있도록 사용자의 요구에 따라 '탄력적'으로 제공하는 원격임대서비스다.[49, 50] 탄력적이란 의미는 컴퓨터 사용량이 비즈니스 상황에 따라 일정하지 않기 때문에 필요한 만큼 변동적으로 쓸 수 있다는 뜻이다.[51]

전통적인 컴퓨터 구매 방식On-premise은 설치, 유지 및 보안에 필요한 총 소유 비용이 큰 반면, 변화하는 요구 사항에 즉시 대응하기 어렵다.* 의료기

---

* 〈클라우드컴퓨팅 발전 및 이용자 보호에 관한 법률〉에서는 클라우드를 '다양한 경로로 수집·분석된 건강 빅데이터를 안전하고 경제적으로 저장하기 위한 클라우드 플랫폼을 구축하는 기술'로 설명한 바 있는데, 이는 빅데이터의 관점에서의 클라우드 정의다.

관의 전산시스템 역시 유지보수 및 보안유지 비용이 매년 발생하지만, 효용 가치는 시간이 지날수록 하락한다. 반면 의료소비자의 요구는 바뀌기 마련이며, 비즈니스 환경 또한 빠르게 변화하기 때문에 시장의 바뀐 수요에 따른 민첩한 대응이 필요하다. 이는 클라우드를 통해 신속하게 새로운 기술과 기능을 소비할 수 있으므로 경제적이다.

클라우드의 경제적 효과는 모든 비즈니스에 비수기와 성수기가 있는 것을 생각하면 쉽게 이해할 수 있다. 우리가 무료로 사용하고 있는 전자우편 역시 비용을 지불하지는 않지만, 언제 어디서나 로그인만으로 해당 서비스에 접속해 필요한 기능을 사용하는 클라우드서비스다. 반면, 상용 클라우드서비스는 사용하는 만큼 비용이 부과된다. 과금체계는 SLAService Level Agreement에 따라 책정된다.

클라우드서비스의 유형은 소프트웨어서비스를 의미하는 SaaSSoftware as a Service, 플랫폼으로서의 서비스를 의미하는 PaaSPlatform as a Service, 인프라스트럭처서비스를 의미하는 IaaSInfrastructure as a Service가 있다. 미국 보건의료정보관리시스템협회인 HIMSSHealth Information Management Systems Society가 2018년 조사한 바에 의하면 헬스 및 헬스케어 클라우드 분야에서 SaaS 도입이 빠르게 증가하고 있는 것으로 나타났다.

의료클라우드의 활용으로는 다음과 같은 것들이 있다.

의료클라우드 제품

클라우드서비스를 최초로 선보인 세일즈포스닷컴이 의료 분야에서 고객관계관리CRM 사업을 시작한 이래 클라우드 비즈니스는 지속적으로 증가하고 있다. 2016년 8월부터 국내에서도 의료클라우드가 허용되어 의료데이터 센터, 의료클라우드 인프라와 솔루션 시장이 확대될 전망이다. 현재 삼성SDS, LG CNS, SK C&C, 네이버, ezCaretech, 비트컴퓨터 등이 클라우드서비스를 제공하고 있다. 주로 병원 대상 서비스이며 IaaS와 SaaS 중심이다.[52] 이는 국외 클라우드서비스 제공자들이 소비자 대상의 직접서비스를 제공하는 것과는 차이가 있다.

의료클라우드서비스의 기능은 다양화되고 있으며, 그 내용도 지능적으로 변화하고 있다. 진단검사 결과 공유, 건강정보의 통합화면 제공, 공중보건 관리, 진료업무 및 의사결정 지원, 영상 관리, 의료진 지원, 환자 참여와 연결서비스 및 인공지능을 이용한 지식·정보·데이터 제공, 임상연구 지원 등이 가능하다. 의료클라우드서비스의 대표적인 유형과 상용 제품들을 소개하면 아래와 같다.

1. 공중보건

인구집단의 질병 모니터링, 특정 지역의 전염병 발생 현황 등에 클라우드를 활용하는 클라우드 솔루션이 이에 해당한다. 미국 질병관리본부의 공중보건용 클라우드, IBM의 익스플로리스Explorys, cerner의 PHM, eClinical Works의 솔루션 등이 이에 해당한다.

2. 진료 관리

전자의무기록과 의료영상의 저장 목적으로 클라우드를 이용하는 경우가 진료 관리에 속한다. 진료에 필요한 정보들은 진료실에서 외부 지식 리소시스와 연동하여 임상의사결정지원시스템CDSS으로 활용한다. IBM의 왓슨 케어 매니저Watson Care Manager, 당뇨환자 케어를 위한 진료 관리 목적의 솔루션 등이 이에 해당한다.

3. 처방 지원

의료데이터의 고급 분석이 가능한 솔루션에 머신러닝 및 자연어 처리 기법으로 방대한 빅데이터를 학습시킨 후, 환자의 데이터와 비교해 검사 및 치료약 추천을 통해 의료진의 진료를 도울 수 있다. 치료 계획 수립에도 도움을 주는 솔루션으로는 IBM의 왓슨 포 온콜로지Watson for Oncology, 플랫아이언 온콜로지클라우드Flatiron OncologyCloud 등이 사용되고 있다.

4. 진단 지원

SaaS를 이용해 저비용으로 의사의 질환 판정에 도움을 받을 수 있다. 사용자에게 편리한 인터페이스를 제공하고, 머신러닝 등 지능적인 데이터 분석 기법을 동원해서 지식의 공백을 메워주는 역할을 한다. 아이누크Eyenuk의 '아이아트 AI 아이 스크리닝시스템'과 같은 제품은 환자에 대한 빠른 검사와 진단을 지원하는 솔루션이다.

5. 영상 관리

컴퓨터단층촬영CT, 자기공명영상MRI, 초음파ultrasonogram 등의 의료영상은 용량이 크기 때문에 이를 효과적으로 백업하고 유지할 수 있는 클라우드서비스가 필요하다. 매케슨McKesson의 의료영상저장전송시스템PACS 관리 솔루션은 영상의 분산저장서비스를 지원하고, IBM의 Merge iConnect Access는 여러 장치에서 의료영상을 조회할 수 있는 서비스를 제공한다.

6. 상용 제품의 특징

클라우드서비스 제공자들이 공통적으로 제공하는 기능은 환자 또는 개인의 의료데이터 저장 및 평가를 비롯해, 웹이나 모바일 등 다양한 기기에서의 접근과 보안이 포함된다. 의료 및 제약회사용 클라우드의 특징을 정리하면 아래와 같다.

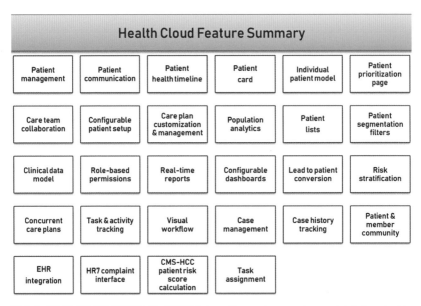

Health Cloud Feature Summary

Patient management	Patient communication	Patient health timeline	Patient card	Individual patient model	Patient prioritization page
Care team collaboration	Configurable patient setup	Care plan customization & management	Population analytics	Patient lists	Patient segmentation filters
Clinical data model	Role-based permissions	Real-time reports	Configurable dashboards	Lead to patient conversion	Risk stratification
Concurrent care plans	Task & activity tracking	Visual workflow	Case management	Case history tracking	Patient & member community
EHR integration	HR7 complaint interface	CMS-HCC patient risk score calculation	Task assignment		

표 1-4. 의료 및 제약 관련 클라우드 기능 요약 [출처: https://reviews.financesonline.com/p/salesforce-health-cloud/#features.]

의사결정지원서비스

앞으로 의료클라우드가 보편화되면 병원 내 물리적 서버에만 갇혀 있던 건강 관련 데이터가 익명화되거나 소비자의 동의하에 웹상에서 광범위하게 연결되고 분석되어 질병 예방과 치료 혁신을 앞당길 것으로 전망된다. 의료소비자들은 앞으로 의료클라우드를 통해 건강관리에 필요한 정보를 제공받게 될 것이다.

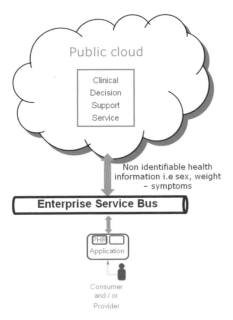

그림 1-9. 익명화된 의료데이터 기반의 임상의사결정지원서비스 [출처: Canada Health Infoway. 2012. "Emerging Technology Series". *Canada Health Infoway*.]

의료클라우드와 인공지능의 융합

클라우드는 IaaS, PaaS, SaaS 서비스모델에서 빅데이터, 인공지능과 융합된 서비스로 확대 발전하고 있다. 국내 병원에서 도입한 IBM의 왓슨은 인공지능으로만 알려졌지만, 사실상 클라우드가 없다면 불가능한 서비스다. 국내 병원이 국외 클라우드로 환자의 검사 결과를 포함한 의료정보를 API(Application Programming Interface)를 통해 입력하면, 왓슨은 이미 학습된 빅데이터와 해당 환자정보를 비교 분석해서 처방 옵션을 출력한다. 왓슨은 이러한 융합 개념을 설명하기 위한 초기 모델에 불과하다. 최근 왓슨은 임상적 유효성에 대한 비판에 직면했고, 비즈니스에 어려움을 겪고 있다.[53] 왓슨을 비롯한 인공지능시스템은 알고리즘에 데이터를 지속적으로 학습해 지능을 높여가는데, 대규모 데이터를 학습시키고 전문가 수준으로 훈련시키려면 많은 시간과 노력이 필요하다. 하지만 의료데이터는 법적인 보호 대상이기 때문에 충분히 학습시킬 만큼의 양을 구하기 힘들고, 의료기관 내부에서도 의료데이터 접근은 엄격히 제한된다는 어려움이 있다. IBM은 의료데이터의 보안과 이로 인한 학습 기회의 부족 등에 대해 구매자와 사용자들에게 제대로 알리지 않았다는 비판을 받고 있다.[54] 또한 국내에 설치된 왓슨은 상이한 보험제도를 고려하지 못하며, 환자의 경제적 상황에 대한 이해 없이 비급여 대상인 고가의 항암제를 추천하는 등 지역화에 성공하지 못했음을 드러낸 바 있다. 왓슨은 융합 기술이 의료데이터의 원활한 공급을 전제하며, 해당 국가의 보험급여제도에 맞게 지역화되어야 함을 보여주는 좋은 사례다.

융합 기술의 미래

융합 기술의 미래는 직접서비스의 확산에 기여할 것으로 전망된다. 이미 인공지능, 빅데이터, 클라우드가 융합된 의사결정지원서비스는 환자 및 소비자에게 서비스를 직접 제공하는 방식으로 발전하고 있다. 전자건강기록과 개인건강기록을 클라우드서비스 제공자에게 보내면 클라우드서비스 제공자는 인공지능을 활용해 빅데이터와 개인데이터를 비교 분석하고, 이를 통해 질환의 예측 및 예방을 위한 생활습관 교정용 정보를 서비스할 수 있을 것으로 보인다. 이 과정에서 병원과 클라우드서비스 제공자가 협업한다면 소비자에게 좀 더 고품질의 신뢰성 높은 건강정보서비스와 건강 향상을 위한 가이드를 제공할 수 있게 된다.

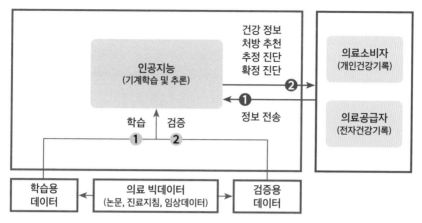

표 1-4. 클라우드, 빅데이터, 인공지능이 결합한 정보서비스 개념

표준화 동향

의료클라우드가 데이터를 기반으로 하는 의료혁신에 성공하기 위해서는 클라우드 간 호환성이 전제되어야 한다. 사실상 병원도 개인도 평생 한 클라우드서비스 제공자와의 계약을 유지하기란 어렵다. 따라서 클라우드업체가 참조할 수 있는 공통 기능을 정의하는 것은 계약자가 바뀔 때마다 지불해야 하는 전환 비용을 획기적으로 감소시키는 효과가 있다. 공통된 기준이 없으면 병원들은 각 클라우드업체가 내세우는 기준에 따를 수밖에 없고 업체를 변경할 때마다 필연적으로 발생하는 비용을 떠안아야 한다. 비표준화로 인해 발생하는 서비스 전환 비용은 결국 업체와 병원 그리고 의료소비자가 지불하게 된다. 특정 업체에 종속되지 않는 기준이 필요한 이유다. 클라우드 표준 현황은 다음과 같다.

1. ITU-T/SG 13 & ISO/IEC JTC 1 SC 38

클라우드 컴퓨팅Cloud Computing은 온라인상에서 정보통신기술 자원을 필요한 만큼 대여해 사용할 수 있고, 서비스 부하에 따른 실시간 확장성도 지원받았다. 그러나 기업의 기술과 서비스의 독점 및 종속성에 대한 이슈가 제기되면서 2009년부터는 클라우드 컴퓨팅 표준화기구가 설립되어 표준화를 진행하고 있다.[55] 이 중 ITU-T/SG 13(미래 네트워크, 빅데이터, IMT-2020 네트워크)과 ISO/IEC JTC 1 SC 38(클라우드 컴퓨팅 및 분산 플랫폼)에서 공동 개발한 ISO/IEC 17788(클라우드 컴퓨팅-개요 및 어휘), ISO/IEC 17789(클라우드 컴퓨팅-참조 아키텍처) 등이 대표적인 클라우드 표준이다.

2. 국제전기통신연합(ITU-T) 표준

ITU-T의 Y시리즈는 클라우드 컴퓨팅 표준에 대한 권고안을 포함한다. 다음은 클라우드 간 호환성 보장을 위한 프레임워크, 기능 아키텍처 등을 포함하는 ITU-T 클라우드 컴퓨팅 표준 목록이다.[56]

- Y.3501 Cloud computing—Framework and high-level requirements
- Y.3504 Functional Architecture for Desktop as a Service
- Y.3510 Cloud computing infrastructure requirements
- Y.3511 Framework of inter—cloud computing
- Y.3512 Cloud computing—Functional requirements of Network as a Service
- Y.3513 Cloud computing—Functional requirements of Infrastructure as a Service
- Y.3521 Overview of end-to-end cloud computing management
- Y.3600 Big data—Cloud computing based requirements and capabilities

Y.3600은 ITU가 주도한 클라우드 컴퓨팅 기반 '빅데이터'에 대한 최초의 국제표준이다. 이 표준은 클라우드 컴퓨팅 시스템이 전통적 기술로는

분석하기 어려운 대용량 데이터를 관리하고, 산업계를 포함한 다양한 사용자가 빅데이터서비스를 활용할 수 있는 기준을 제시한다. 또한 클라우드 기반의 데이터 이용 사례, 시스템 환경, 용량, 요건 등을 포함한다.[57]

3. 클라우드표준소비자협의회 표준

OMGObject Management Group, 객체 관리 그룹 클라우드 작업반인 클라우드표준소비자협의회CSCC는 클라우드 컴퓨팅 채택을 위한 중요한 고려 사항과 개방형 클라우드 컴퓨팅 기술의 생태계 육성 모범 사례를 발표하는 기업 중립적 기구다. 클라우드 작업반은 2011년에 시작하여 총 28개의 결과물을 발표했다.[58] 클라우드 참조 아키텍처를 포함해서 클라우드 상호운용성, 마이그레이션, 클라우드서비스 계약, 실용 가이드, 클라우드 보안 등에 관한 풍부한 내용을 제공한다. 클라우드표준소비자협의회에서 제공하는 문건으로는 API 관리를 위한 클라우드 고객 아키텍처, Big Data and Analytics V2.0을 위한 클라우드 고객 아키텍처, 블록체인Blockchain을 위한 클라우드 고객 아키텍처, 전자상거래를 위한 클라우드 고객 아키텍처, 모바일용 클라우드 고객 아키텍처 등이 있다.

의료클라우드 표준화

클라우드 표준화 작업은 2000년대 후반부터 진행되었지만, 의료클라우드 표준화 작업은 초기 단계에 불과하다. 의료클라우드는 데이터에 대한 소비자의 접근성을 높이는 획기적인 기술이지만, 한 사람이 평생 하나의 클라우드서비스 업자와 계약하지는 않을 것이므로 클라우드 기능의 표준 마련이 필요하다. 2018년 5월 브라질 마링가에서 개최된 ISO/TC 215 회의에서 의료클라우드에 관한 첫 번째 표준인 'ISO/NP 23535 Consumer-oriented Health Cloud Functional Model(소비자 중심의 의료클라우드 기능모델)'이 제안되었다.[59] 여기서 '소비자'란 의료기관이 아닌 '환자' 또는 '건강한 개인'을 말한다. 한국이 본 표준안 개발을 주도하고 있으며, 5개 회원국(미국, 캐나다, 독일, 이탈리아, 일본)이 동참하고 있다. ISO/NP 23535 는 단계별 투표 과정을 거쳐 2021년에 국제표준으로 발간될 예정이다.

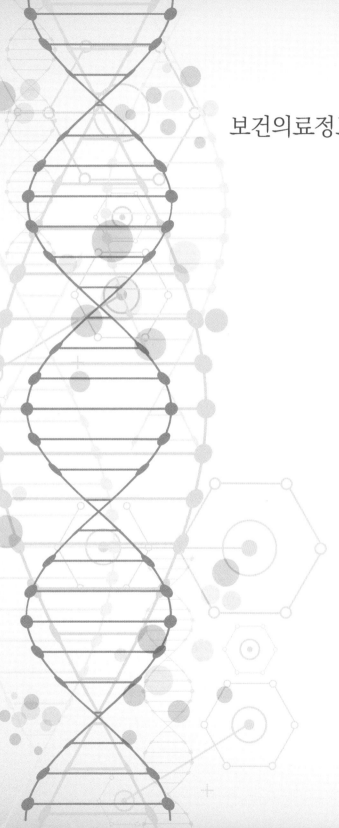

2

보건의료정보와 시스템

▎데이터와 정보

'데이터'와 '정보'는 비슷하게 사용되지만 의미는 다른 단어다. '데이터'는 원시적인 문자, 단어, 숫자, 그림, 소리, 상징 및 통계 등을 의미하며, 여기에 사실과 맥락이 추가되어야 '정보'가 된다. 데이터가 '사실'이라면 정보는 이 사실들에 '의미'가 부여된 상태다. 즉, 보건의료정보는 보건의료데이터를 처리한 결과물이라 할 수 있다.[60] 의료데이터를 입력하면 의료정보를 출력하는 보건의료정보시스템은 원시데이터raw data들을 모아 질병에 대한 완결된 그림을 제공한다.

우리나라 〈보건의료기본법〉 제3조 제6호에서는 보건의료정보를 달리 정의한다. '건강 및 의료 관련 지식 또는 부호, 숫자, 문자, 음성, 음향, 영상 등으로 표현된 모든 종류의 자료'로 정의되며, 데이터나 정보뿐만 아니라 '지식'까지 포괄하는 '광범위한 의미의 정보 개념을 포함'하는 것으로 본다.

생성과 활용

보건의료데이터 및 보건의료정보는 대부분 병·의원에서 생성되며, 생성 매체는 보건의료정보시스템이다. 보건의료정보시스템은 전자의무기록, 처방전달시스템, 진단검사의학시스템, 영상정보저장 및 전송시스템, 데이터 웨어하우스 등 진료용과 행정용을 포괄한다.

1990년대 전자의무기록시스템이 도입된 이후, 국내 의료기관의 96%가 디지털 의료데이터를 보유하고 있다. 또한 인구 5천만의 30년 치 건강보험자료가 국민건강보험공단(이하 건보공단) 데이터베이스에서 관리된다. 병원의 건강보험청구자료 또한 건보공단에서 관리하고, 전 국민 약품이용도조사 및 청구자료는 건강보험심사평가원(이하 심평원)에서 관리한다. 그러나 병·의원 자료와는 달리, 건보공단에는 병원에 없는 일반 검진자료가 누적되어 있으며, 이를 통해 'My Health Bank'라는 개인건강기록서비스를 제공하고 있다. 하지만 적극적인 건강관리 목적으로 사용하기에는 상호 연결된 데이터가 많지 않고, 누적된 데이터 역시 표준화되지 않았다. 심평원과 건보공단의 빅데이터는 연구용 목적으로 특정 장소에서만 사용이 허용된다.

정밀의료 구현을 위한 유전체 검사기관은 190개소이고, 2016년부터 허용된 유전자검사는 12개 항목 46개이다. 유전자검사와 진료정보의 연결은 초기 단계에 불과하다. 국민의 90% 이상이 스마트폰을 사용하지만 병원의 진료정보를 개인에게 제공하는 개인건강기록서비스는 일부 대형병원에서만 제공되고 있다.

| 보건의료데이터 특성

보건의료데이터는 데이터 자체의 특성과, 데이터 관리의 특성으로 구분된다. 데이터 자체의 특성으로는 개인의 생애 전 주기 데이터, 인구집단의 건강 지표, 민감 정보, 법적 자료, 지식의 보고 등이 있으며, 데이터 관리의 특성으로는 데이터의 변동성, 데이터의 다양성, 수집기관, 활용기관 등이 있다.

개인의 생애 전 주기 데이터

보건의료데이터는 한 사람의 신체와 정신에 대한 정보다. 사람은 출생 전부터 데이터를 만든다. 산모는 임신 사실을 알게 되면 정기적인 초음파 검사로 태아의 성장 과정을 지켜보며 양수검사로 기형 유무도 확인한다. 아기가 태어나기 전에는 병원에서 검사 내용을 산모 차트에 기록한다. 유산이나 사산으로 태어나지 못했을 때도 데이터를 의무기록에 입력한다.

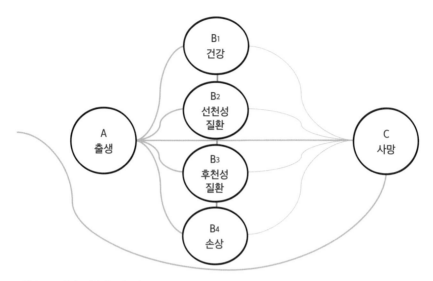

그림 2-1. 보건의료데이터 스펙트럼

　[그림 2-1]을 보면, 사람은 출생(A) 이후 건강과 질병 상태(B₁~B₄)를 오가게 되며, 사망 시점(C)까지 다양한 데이터를 생성한다. 즉, 유전적 원인으로 발병하는 선천성 질환(B₂), 감기처럼 경미하거나 고혈압처럼 만성적인 후천성 질환(B₃), 자동차 사고(B₄)와 같은 사건들이 있을 때마다 병원에서 진료를 받고 데이터를 남긴다. 이것이 보건의료데이터를 개인의 건강과 질병의 총체적인 정보라고 규정하는 이유다. 이 정보가 집약된 것이 바로 유전정보다.

인구집단의 건강 지표

　개인의 보건의료데이터가 쌓이면 인구집단의 건강 수준을 설명하는 자료가 된다. 이 자료를 통해 연령별 유병률, 지역별 질병 감수성의 차이와 사망 원인 등을 알 수 있다. 의료데이터가 자세하고 정확할수록 질병의 원인과 결과를 파악하는 역학조사가 쉬워진다. 의료데이터 통계로 인류 사회의 질병 부담을 예측할 수도 있고, 의료자원의 투입 규모와 투입 시기를 정할 때도 도움이 된다. 인구학적 정보(지역, 연령 등)와 결합하여 건강도시 설계에도 활용할 수 있다. 다만 병원의 의료데이터는 환자 치료와 청구 목적에 맞게 설계되어서, 보건 및 사회정책의 기초자료로 활용할 때는 반드시 그 목적에 맞게 데이터를 정제해야 한다.

민감 정보

〈의료법〉과 〈개인정보보호법〉에 따르면 의료데이터 및 의료정보는 개인 식별이 가능한 정보로, 누출되면 개인의 인권이 심각하게 침해될 수 있는 민감 정보이므로 보호의 대상이 된다. 국가는 치료나 공공의 이익 외의 목적으로 의료데이터가 악용되지 않도록 보호와 보안을 법률로 규정하고 있다. 특히 관리적·기술적·물리적 보호 조치가 매우 중요하다. 병원 내부자가 의료정보를 탈취해 판매한 사례, 외부자가 시스템을 공격해 정보를 대규모 삭제하여 업무가 마비된 사례, 의료기기를 대상으로 한 사이버 공격으로 환자안전을 위협한 사례 등을 볼 때 정보의 디지털화가 그것의 유출과 침해 가능성을 높인다는 것을 알 수 있다.

최근에는 개인 식별이 어렵도록 빅데이터의 익명화 및 가명화 기법이 도입되었다. 글로벌기업의 의료정보 역외이전에 대한 규제도 강화되고 있다. 미국에서는 1996년부터 〈HIPAA Health Insurance Portability and Accountability Act〉로 프라이버시와 보안규칙 적용을 의무화했고, 유럽에서는 2018년 5월부터 〈GDPR General Data Protection Regulation〉을 적용하고 있다. 한국에서는 의료클라우드(전자의무기록)의 외부 보관을 허용하되 서버의 물리적 위치를 국내로 한정한다. 향후 정보 통합과 연계의 필요성 또한 높아질 것이므로 민감 정보는 더욱 철저하게 보호되어야 한다.

법적 자료

환자의 상태는 다양하며 질병의 원인은 복잡하다. 어떤 의료인도 모든 경우의 수를 정확히 예측하기란 어렵다. 때로는 의료과오가 발생하고, 의료인과 환자 간 갈등이 일어난다. 이러한 의료과오 및 의료분쟁이 발생하게 되면 법원은 의무기록 원본의 제출을 요구한다. 종이 및 전자의무기록은 치료의 정당성을 입증하는 자료이므로 의무기록에는 진단과 치료 사실을 정확하게 기록해야 한다. 그러한 의학적 조치가 반드시 필요했는지, 환자관리 의무에 소홀함은 없었는지, 위급상황에 적절하게 대처했는지, 이익과 위험을 고려했는지 등을 판단할 근거이기 때문이다.

지식의 보고

많은 학자들은 보건의료데이터가 의료혁명을 촉진하는 지식의 보고라고 주장한다. 의료는 질병 퇴치와 건강 향상을 위한 무수한 의사결정의 과정이며, 그 결과물이 보건의료데이터다. 다시 말해서 보건의료데이터라는 원석을 어떻게 가공하느냐가 관건이 되는 것이다.

보건의료데이터는 인공지능의 학습재료이기도 하다. 머신러닝과 딥러닝 등으로 방대한 의료데이터를 학습하고 분석해 소비자의 의사결정을 돕는다. 지금까지 측정하지 못했거나 분석 및 해석하기 어려웠던 데이터들은 인공지능과 빅데이터 기술로 인해 지식 추출과 활용이 더욱 빨라졌다. 의료영상을 분석해 의사보다 더 정확하게 질환을 판별하고, 의사 없이 진단하는 소프트웨어와 제품들이 그 예라 할 수 있다.

데이터의 변동성

인간의 신체는 유전 요인, 그리고 외부 환경에 의해 끊임없이 상태가 변한다. 건강 상태가 변하면 당연히 데이터도 변한다. 보건의료데이터는 변동 유무에 따라 정적인 데이터와 동적인 데이터로 구분된다. 유전정보는 정적인 데이터에 속한다. 시간의 흐름에 따라 변화하는 변수(혈압 값)들은 동적인 데이터로 분류된다. 신체 상태의 변화는 정기검진과 검사로 파악되며 전자의무기록 또는 건강기록에 누적된다. 하지만 이 기록들은 여러 병원에 흩어져 있고 저장 포맷도 달라서, 이 데이터를 한곳에 모은다 해도 시간순으로 정리하기 어려운 특성이 있다.

데이터의 다양성

보건의료데이터는 신체검사와 의료진의 관찰(시진, 촉진, 타진, 청진 등)로 확보된다. 과학적 진단에는 영상의학검사, 유전자검사, 진단검사 및 병리조직검사 등이 이뤄진다. 이렇게 획득한 원시데이터는 문자, 숫자, 영상, 그림, 신호, 기호, 음성의 형태다. 원시데이터는 의료전문가의 해석이나 인공지능의 평가를 거쳐 주로 숫자와 문자로 요약되고 전자건강기록이나 영상정보시스템에 저장된다. 의료기관의 전자의무기록은 정형데이터와 비정형데이터로 구성된다.

수집기관

대부분의 보건의료데이터는 환자가 내원해서 진료받는 병·의원에서 수집된다. 의료취약지에서는 공중보건을 담당하는 보건소나 보건진료소에서 데이터를 수집한다. 건보공단에서 제공하는 일반검진을 수행하는 대형 종합병원, 검진전문기관의 건강검진서비스를 제공하는 의료기관 등에서도 정기적으로 데이터를 수집한다. 병원에서 진료 목적으로 수집한 의료데이터와 정보는 1차 목적(진료)이 달성되고 나면 관계기관에서 여러 목적으로 사용된다. 건강보험청구(건보공단 및 심평원), 의료 질 관리(심평원), 질병등록사업 및 질병 감시(질병관리본부), 통계(통계청), 암등록사업(국립암센터), 인체자원 관리(국립보건원) 등이 대표적인 2차 활용 사례다.

활용기관

가장 대표적인 데이터 수요자는 환자와 의료진이다. 의료공급자들은 진료의 영속성 목적으로 진료정보를 교류한다. 한 나라의 의료데이터 및 정

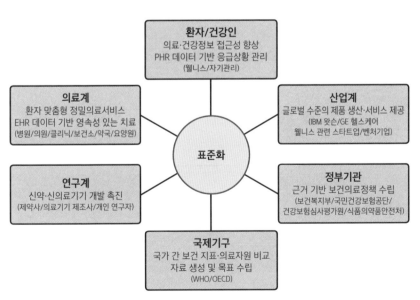

표 2-1. 보건의료데이터 수집 및 활용기관들

보는 보건정책 수립의 근거가 된다. 세계보건기구에서는 '인류 질병 퇴치를 위한 목표 수립MDG' 및 유병률 조사에 의료데이터를 활용하며, 경제협력개발기구OECD는 각 나라의 건강 지표 비교를 위해 의료데이터를 사용한다.

최근에는 기업에서의 의료 빅데이터 수요가 급증하는 추세다. 제약회사는 신약 개발 목적으로, 의료기기 회사는 인공지능 소프트웨어 개발을 위해, 구글·애플·아마존 웹서비스 등은 인공지능 건강관리서비스 제공을 위해 전자건강기록을 분석하고 있다. 데이터를 활용하는 곳이 많아지는 이러한 현상은 표준화의 필요성을 시사한다.

▎보건의료정보의 종류

대부분의 보건의료정보는 병원에서 생성된다. 보건의료정보는 의료법상 '진료기록부' 또는 '의무기록'으로 분류된다. 전자의무기록은 진료에 관한 사항을 저장하기 위한 소프트웨어다. 환자 치료 과정 중 발생하는 보건의료정보의 종류는 다음과 같다.

인구학적 정보

인구학적 정보란 환자를 다른 환자와 구분하고 그 개인을 특정할 수 있는 개인정보(성명, 성별, 주소 등)를 말한다. 인구학적 정보는 해당 의료기관에서 환자의 정확한 식별을 돕고 연속성 있는 진료를 지원할 뿐만 아니라, 환자안전에도 중요한 자료가 된다. 의료기관에서는 환자관리 목적으로 환자등록번호를 생성해 사용한다.

주 증상

병원을 찾은 환자는 자신이 겪고 있는 신체적·정신적 불편을 의사에게 말하는데, 이 내용이 환자의 주 증상 또는 주 호소이다. 주 증상은 환자의 설명을 말하여, 환자가 사용한 표현 그대로 의무기록에 저장된다. 주 증상은 병원에서 객관적인 검사 이후에 확정된 진단명만큼 데이터로서의 가치를 인정받지 못했다. 하지만 모든 환자 자료가 디지털화되면서 주 증상을 표준용어코드로 정리하고 분석해서 질병 연구에 활용하려는 시도들이 증가하고 있다.

문제 목록

복합적인 증상이나 질환으로 환자가 입원한 경우에, 주 호소는 환자가 가진 질병 문제 목록으로 분류될 수 있다. 문제 목록은 환자가 체감하는 증상과 의료진이 해결해야 할 질병을 포함한다. 또한 감기와 같은 급성질환과 당뇨병, 고혈압과 같은 만성질환이 포함된다. 교통사고, 산업재해 등에 의한 외상 역시 감염과 손상으로 인한 신체기능부전이나 기능장애 등을 동반하므로 문제 목록에 속한다.

병력

이력서가 한 사람이 지나온 과거와 현 상태를 요약해서 보여주는 자료이듯, 병력은 한 사람이 과거에 앓았던 질병부터 현재의 질환까지 요약해서 보여준다. 병력은 환자의 주 호소, 현재 질병 상태, 과거에 앓았던 질병, 수술 유무 등 개인의 질병 관련 이력(개인력)뿐만 아니라, 가족 중 유전 또는 선천성 질환자가 있는지 여부(가족력) 또한 포함된다. 전자의무기록시스템이 보급되기 전까지 병력은 한 장의 기록에 불과했지만, 이제 빅데이터나 인공지능과 같은 기술 덕분에 질병 예측에 활용될 전망이다.

사회력

환자의 질병 상태는 환자가 처한 사회적 배경에 영향을 받는다. 사회력은 흡연 여부, 음주 습관, 직업 등 사회적 환경과 질병 유발 요인과의 연관성을 파악하기 위한 조사다. 여성은 초경일, 완경(폐경) 여부, 마지막 생리일, 출산력이 추가 기재된다.

검사 결과

질병의 정확한 진단을 위해서는 진료지원부서에서 시행하는 과학적 검사가 필요하다. 혈액, 소변 등을 채취해서 수행하는 진단의학검사를 비롯해 엑스레이, CT, 초음파를 통해 확보되는 영상의학검사, 수술 후 절제된 조직이나 적출된 조직 및 장기에 대한 조직검사, 심장박동 상태에 대한 심전도검사, 뇌와 신경계 질환을 진단하기 위한 뇌파검사, 염색체 또는 유전자를 분석해 질병의 원인이 되는 유전자 이상을 확인하는 유전자검사 등이 있으며, 이러한 검사를 통해 얻는 결과는 객관적이며 대표적인 의료정보에 속한다.

마취 및 회복

수술이 필요한 환자에겐 수술 전에 마취를 시행한다. 마취기록이란 마취

전후의 환자 신체 상태를 조사하고 기록하는 것으로, 마취한 즉시 또는 24시간 이내 기록된다. 또한 수술 후 회복실에 체류하는 동안의 환자 상태를 관찰한 내용이 작성된다.

수술 기록

의사가 수술실에서 퇴실하기 전에 수술 기록을 작성해야 한다. 이는 수술에 관한 구체적인 사항을 기술한 자료이며 수술 일자, 수술 전 진단명, 수술 후 진단명, 수술명, 수술 기법과 과정, 발견 사항, 수술 후 환자 상태, 출혈 정도, 검사를 위해 채취한 조직표본검체, 수술 집도의사와 보조의사의 성명과 서명으로 구성된다.

처방 및 투약

약품 처방은 의사의 대표적인 의료행위 중 하나다. 처방 약품의 명칭(상품명, 성분명), 1일 투약량, 1회 투여량, 투여 횟수, 총 투여 일수, 용법 등이 기재된다. 특정 약물에 의한 환자의 쇼크나 발진 발생 등을 예방하기 위해 의사는 약물 부작용과 알레르기 정보를 처방 시 확인한다.

경과 기록

경과 기록은 환자의 임상경과를 시간의 경과에 따라 관찰한 순서대로 기록한 정보다. 환자의 상태 변화를 수시로 기재하되, 질병의 경과를 의사와 치료에 참여한 치료자들이 기록한다. 경과 기록은 S.O.A.P 방식으로 기재되는 경우가 많다. S.O.A.P는 환자 또는 직계가족이 제공하는 주소 및 증상에 관한 주관적인 정보Subjective Information, 신체조사 결과 및 임상검사 소견을 통해 치료팀들이 객관적으로 확인한 정보Objective Information, 주관적인 정보와 객관적인 정보를 토대로 평가한 진단 및 예후Assessment, 평가 내용을 바탕으로 수립한 환자 및 가족에 대한 교육 및 추적 계획Plan을 뜻한다.

퇴원 요약

퇴원 요약에는 입·퇴원의 사유가 되는 주 진단명 또는 최종 진단명, 입원 기간 내 환자가 치료받은 내용(수술과 처치, 투약, 물리치료 등), 치료 결과(질병의 완치 또는 호전 여부)와 퇴원 형태(의사의 퇴원 처방, 환자·보호자의 요청, 타 병원 이송·전원, 귀가 등)에 대한 자세한 정보가 기술된다.

환자 요약

퇴원 요약이 입·퇴원한 환자에 대해 체계적으로 정리한 내용이라면, 환자 요약은 외래·입원·응급 여부와 관계없이 환자에 대한 포괄적인 정보를 정리한 요약지다. 환자의 과거 진단명, 현재 치료 중인 질환, 투약 내역, 수술명, 약품 및 식품 관련 알레르기 등을 포함한다. 전자의무기록시스템 도입으로 기술적으로 가능해진 환자에 대한 체계적이고 총체적인 정보의 요약이다.

협의 진단

진료 중 환자 상태가 위급하거나, 단일 진료과에서 진단이 어려운 경우가 발생하면 의료진이 정확한 진단과 치료를 위하여 다른 전문의사에게 협의 진단(협진)을 의뢰하게 되고, 이러한 내용은 협의진단기록지에 기록된다.

간호 기록

간호 기록은 간호사가 작성하며 환자의 체온·맥박·호흡·혈압에 관한 사항, 투약에 관한 사항, 섭취 및 배설에 관한 사항을 포함한다. 환자의 입원 일시, 입원 방법, 입원 시 상태, 환자의 주 증상, 시행된 치료와 검사명, 주치의에게 환자의 상태 변화에 관해서 알린 시간과 의사의 병실 방문 시간, 타 진료과로의 전과나 협의 진단에 관한 내용도 포함한다.

임신 및 분만

임산부가 산부인과 외래를 방문할 때부터 분만하기 전까지의 산전 관리 기록은 산과(산전) 외래기록지에 정리된다. 주요 내용은 가족력, 월경력, 병력, 임신력, 골반검사, 진단검사 결과 등이다. 진통과 분만에 관한 기록은 별도의 진통 및 분만기록지에 생성된다.

신생아 기록

신생아는 출생과 동시에 병원등록번호를 발급받게 되고, 산모의 차트에도 기재된다. 이에 관한 기록을 신생아 기록이라 하며, 산모에 관한 내용(병력, 현 분만 상태), 신생아 검진기록, 신생아 식별을 위한 족인(발 도장) 등이 포함된다.

데이터 품질 관리

    미국 보건정보관리협회AHIMA에 따르면, 데이터 품질 관리는 병원에서 운영하는 전자의무기록과 같은 각종 응용프로그램과 임상데이터웨어하우스에서 수집하는 보건의료데이터의 무결성을 보장하는 비즈니스 프로세스다. 다양한 종류의 보건의료데이터가 전자의무기록시스템을 통해 수집되고 데이터의 양 또한 급속히 팽창하고 있지만, 품질 관리가 제대로 되지 않으면 빅데이터로 쌓아봤자 무용지물이 된다. 빅데이터가 되기 전, 스몰데이터 단계부터 정량 및 정질 측면에서 데이터의 무결성과 일관성이 강조되어야 하는 이유다. 스몰데이터의 생성 단계부터 저장, 보관, 전송, 접근, 공유 및 폐기에 관한 전반적인 절차에 관한 세부 규정을 수립하고 준수하는 것이 가장 기본적인 품질 관리 업무다. 한 환자에 대한 정보를 정확하게 유지하는 것은 환자안전과도 분리될 수 없는 영역이다.

    이런 중요성에도 불구하고 의료데이터의 품질 관리가 다른 산업보다 어려운 이유는 데이터 처리의 각 단계에 관여하는 병원 직종이 매우 다양하고, 각 직종의 데이터에 관한 책임과 우선순위도 다르기 때문이다. 이는 의료데이터가 1차적으로는 진료 목적으로 생성되지만, 보험 청구나 의학 연구, 외부 평가 등 2차 목적으로도 활용되기 때문에 나타나는 현상이기도 하다. 데이터 수집 당시의 의도와 맥락이 때론 2차 목적에 따라 의미가 달라지거나 왜곡되는 경우도 발생한다. 데이터의 법적 보존 연한은 최소 10년이지만, 각종 외부 평가에서 요구하는 품질 관리에 대한 요구 사항은 계속 변화하기 마련인데, 이 또한 데이터 품질 관리를 어렵게 하는 요인이다.

데이터 품질 관리를 담당하는 미국 보건정보관리협회에서는 데이터 품질 유지를 위한 활동으로 ① 데이터베이스 설계 시 데이터모델 개발 ② 문서 간 링크 및 관계 정의와 식별 ③ 문서 내용을 정의하는 정보 아키텍처의 개발 및 유지 관리 ④ 메타 데이터 스키마의 개발 및 유지 관리 ⑤ 데이터 사전 관리 ⑥ 메타데이터 식별과 관리 및 사용을 위한 정책 및 절차 개발을 제시했다. 특히 전자, 종이, 이미지, 비디오, 오디오 파일의 비구조화된 데이터의 제공과 사용, 재사용 및 보존을 위해 누구나 알기 쉽게 분류하는 것은 양질의 데이터 생성과 활용을 위한 전 주기 품질 관리 활동의 핵심이라고 전제한다.

데이터 품질 관리 영역

미국 보건정보관리협회는 데이터 품질 관리가 필요한 대표적인 영역으로 데이터가 공유되는 표준 영역을 제시했다. 병원 내 데이터의 품질 관리를 통해서 외부 시스템과의 일관성 있는 정보 공유가 가능하다. 아래 제시된 내용 중 우리나라 일부 병원에서 활용하고 있는 표준은 SNOMED CT, RxNorm, C-CDA, LOINC, 그리고 ICD-10cm의 전 단계 버전인 ICD-9cm이다.

- C-CDAConsolidated Clinical Document Architecture: 통합 임상문서아키텍처
- DEEDSData Elements for Emergency Department Systems: 응급실용 데이터 요소
- UHDDSUniform Hospital Discharge Data Set: 통일된 병원퇴원요약 세트
- MDSMinimum Data Set: 장기적인 질환 관리 목적으로 최소데이터세트
- ICD-10cm/PCS: 국제 질병의 분류, 임상수술 및 시술 코딩시스템
- SNOMED CTSystematized Nomenclature of Medicine Clinical Terms: 의학의 체계화된 명명법 및 임상용어
- LOINCLogical Observation Identifiers Names and Codes: 진단검사명의 식별을 위한 명칭과 코드
- RxNorm: 표준화된 임상약물에 대한 명명법
- DSM-5Diagnostic and Statistical Manual of Mental Disorders 5: 정신질환의 진단 및 통계 매뉴얼 5판

품질 관리 점검표

미국 보건정보관리협회는 데이터 품질 관리 업무의 효율적이고 체계적인 추진을 돕기 위한 데이터 품질 관리 점검표를 제작한 바 있으며, 세부내용 10가지는 다음과 같다.

① 데이터 정확도: 식별 가능한 오류가 없는 데이터의 범위
② 데이터 접근성: 잘 보호되고 통제된 환경 내에서 데이터를 합법적으로 얻을 수 있는 편리성과 효율성 수준
③ 데이터 포괄성: 전체 범위 내의 모든 필수 데이터가 수집되어 문서화되는 범위
④ 데이터 일관성: 데이터를 신뢰할 수 있고 동일하며 재사용 가능한 범위
⑤ 데이터 최신성: 데이터를 최신 상태로 유지하는 범위
⑥ 데이터 정의: 의료 관련 데이터 요소의 구체적인 의미
⑦ 데이터 세분성: 데이터 품질의 속성 및 특성이 정의되는 세부 수준
⑧ 데이터 정밀도: 측정의 목적을 지원하는 정도

⑨ 데이터 관련성: 데이터가 수집된 목적에 따라 유용하게 사용되는 정도

⑩ 데이터 적시성: 표시된 시간 내에 최신 데이터의 가용성

특성	• 데이터 정확도 • 데이터에 식별 가능한 오류가 없는 범위
신청	• 정확성을 기하기 위해 응용프로그램의 목적, 응답해야 할 질문 또는 데이터 요소를 수집하기 위한 목적 결정 • 가능한 경우 표준 허용 값을 사용. 가능한 경우 복용량, 약물 상호 작용, 알레르기 및 제약 조건 구현 • 구조화된 데이터의 사용은 진료정보교류 및 다른 조직과의 건강정보의 공유 및 교환을 가능하게 하는 데 중요 • 체온, 혈압과 같은 진단검사 값에 대한 데이터 입력 시스템은 일관된 정수 형식을 유지. 자유문(free text)으로 편차가 발생하면 데이터가 손실되거나 오역 가능
수집	• 정확성 보장을 위해 데이터를 수집하는 사람들에게 데이터 정의를 적시에 적절하게 전달하고, 적절한 교육 및 훈련 필요 • 데이터 정의를 최신 상태로 유지하기 위해 지속적인 수정과 유효성 검사 필요. 응용 프로그램은 가능한 경우 항목을 허용 가능한 값으로 제한
보관	• 데이터를 저장하려면 기본 필드의 길이 검사와 같은 정확성을 보장할 수 있도록 적절한 편집 필요 • 임상데이터웨어하우스와의 전송에 관련된 오류보고서 생성 필요 • 모든 임상데이터웨어하우스에는 변경 사항을 추적하기 위한 수정 및 변경 관리정책 요구
분석	• 정밀한 데이터 분석을 위해 데이터베이스 아키텍처, 관계, 알고리즘, 수식, 프로그래밍 및 시스템이 올바른지 확인 • 데이터베이스의 각 레코드 또는 항목이 올바른지 확인하려면 지속적인 데이터 유효성 검사가 중요

표 2-2. 데이터 품질 관리 노력을 평가하기 위한 점검표 [출처: 미국 보건정보관리협회 홈페이지, http://library.ahima.org/PB/DataQualityModel#.XD3xoFwzY2z.]

정보 거버넌스 8원칙

많은 국가들이 고령화 사회에 진입했고, 한정된 자원으로 의료시스템을 유지하다 보니 지불제도 개혁, 의료행위의 양이 아닌 가치기반 지불체계시스템Value-based purchasing system, VBPS 및 예방중심의 보건의료시스템 설계와 같은 과제들에 직면해 있다. 미국 보건정보관리협회는 이러한 문제들은 해결할 수 있는 가장 효과적인 방안을 의료데이터를 안전하고 쉽게 공유하고 교환

할 수 있는 체계 마련이라고 보았다. 의료데이터가 교환될 때 신뢰할 수 있는 출처임을 보장하는 것이 효과적 공유의 전제가 된다. 또한 전자건강기록시스템이 모든 의료환경에서 광범위하게 구현되면서 정보 거버넌스의 필요성이 그 어느 때보다 커졌기 때문에 엄격한 정보와 데이터 거버넌스가 필수적이라고 강조했다.

병원의 모든 정보는 책임 원칙, 투명성, 무결성, 보호, 규정 준수, 가용성, 보존 및 폐기라는 통일된 8가지 원칙을 사용하여 관리할 수 있다. 미국 보건정보관리협회의 '정보 거버넌스 8원칙IGPHC'은 병상 규모나 병원 유형에 관계없이 의료산업의 모든 조직에서 데이터 특성에 기반한 품질 관리 업무를 가능하게 한다.

거버넌스 기능을 관리하는 전문가는 의료데이터와 건강정보의 사용 및 관리가 관할 법, 규정, 표준 및 조직정책을 준수하는지 확인해야 한다. 또한 적절한 보안 기술로 데이터 자체를 보호하는 것이 품질 관리의 중요한 활동 중 하나임을 인지해야 한다. 신뢰할 수 있는 비즈니스 파트너와의 계약을 통해 데이터는 저장 및 백업 환경에서 보호되어야 하며, 데이터 전송 시 보안감사추적Audit trail을 통해 추적해야 한다. 병원이 소유하거나 비즈니스 파트너에게 위탁된 데이터의 품질을 제대로 관리하기 위해서 병원 직원은 개인정보 및 보안정책에 대한 교육을 받아야 한다. 이러한 교육은 관리적 보안 활동에 속한다. 또한 병원에서 맡은 역할(의사, 간호사, 약사 보건정보관리자, 전산시스템 관리자, 행정가 등)에 따라 데이터 접근 권한을 차등적으로 부여해야 하며, 병원에서 사용되는 수많은 응용프로그램과 기기 보안은 적절한 추적 및 암호화를 통해 보호되어야 한다. 전 병원 차원에서 고품질의 전자건강기록 관리를 위한 도구인 정보 거버넌스 원칙은 8가지 주요 원칙을 통해 데이터 및 정보 거버넌스의 토대를 제공한다.

① 책임: 정보 거버넌스 프로그램의 개발 및 감독을 담당하는 리더십의 수석 멤버를 지정하거나 파악할 수 있음.

② 투명성: 정보 거버넌스와 관련된 프로세스 및 활동에 대한 문서를 볼 수 있으며 이해관계자가 검토할 수 있음.

③ 무결성: 시스템은 정보의 인증, 적시성, 정확성 및 완료에 있어 신뢰성을 증명함.

④ 보호: 프로그램은 개인정보 및 기밀 정보를 분실과 침해에서 보호함.

⑤ 규정 준수: 주 및 연방의 규정, 인가기관의 표준, 의료기관의 정책과 절차, 윤리적 관행 등을 준수하도록 보장함.

⑥ 가용성: 데이터의 구조와 접근성은 권한이 부여된 직원이 적시에 효율적으로 검색할 수 있게 함.

⑦ 보유 기간: 정보 수명은 법적 요구 사항 및 윤리적 고려 사항에 따라 결정되고 통제됨.

⑧ 처분: 기록 파괴 프로세스는 법적·윤리적 규정을 준수한 상황에서 처분되는 것을 보장함.

| 보건의료정보시스템

보건의료정보시스템Health Information System은 우리가 병원에서 진료받고 검진받는 과정 중 발생하는 모든 데이터 처리를 도와주는 시스템으로, 보건의료데이터를 입력하면 보건의료정보를 출력하기 때문에 붙여진 이름이다. 보건의료정보시스템은 또한 병원과 보건소를 포함한 보건의료기관에서 사용하는 정보통신기술시스템이기도 하다. 진료, 교육, 연구, 행정, 경영 및 자원 관리 등 병원의 모든 업무는 컴퓨터에 의해 처리된다. 보건의료에 관한 모든 정보가 정보시스템에 업로드되다 보니 그 중요성은 더욱 커지고 있다. 정밀의료에 사용할 타당도 높은 의료정보 역시 병원에서 발생한다. 대표적인 보건의료정보시스템으로 전자의무기록, 처방전달시스템, 진단검사정보시스템, 의료영상저장전송시스템 등을 들 수 있는데, 이들 시스템을 병원정보시스템Hospital Information System이라고도 부른다. 병원정보시스템에는 개인건강기록시스템이 포함되지 않는다.

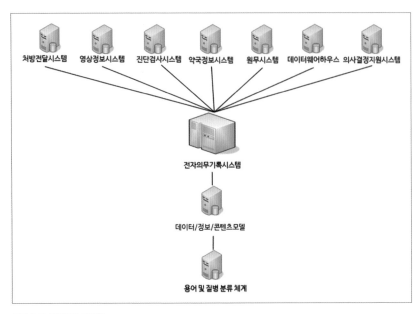

그림 2-2. 병원정보시스템

전자의무기록시스템

전자의무기록EMR은 병원에서 환자에 관한 기록을 전자적으로 작성하고 보존하기 위한 프로그램이다. 즉, 한 병원에서 진료한 환자의 인구학적 정보, 주 증상, 병력, 사회력, 질병의 경과, 진단 내용, 추후 관리 계획을 포함한 소프트웨어라 할 수 있다. 전자의무기록시스템의 주 사용자는 의사, 간호사, 보건의료정보관리사, 시스템 관리자 및 병원 직원 등이다.

〈의료법〉 제22조에 의하면 전자의무기록은 진료기록부, 조산기록부, 간호기록부, 그 밖의 진료에 관한 기록을 의미한다. 전자의무기록의 관리·보존과 관련되는 서버, 소프트웨어 및 데이터베이스 등이 전자적으로 조직화된 체계다. 또한 전자의무기록시스템은 기록의 작성·관리 및 보존에 필요

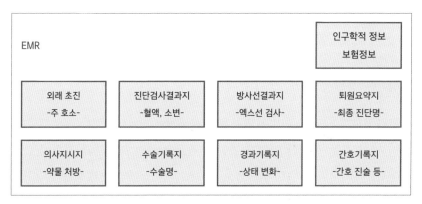

EMR			인구학적 정보 보험정보
외래 초진 -주 호소-	진단검사결과지 -혈액, 소변-	방사선결과지 -엑스선 검사-	퇴원요약지 -최종 진단명-
의사지시지 -약물 처방-	수술기록지 -수술명-	경과기록지 -상태 변화-	간호기록지 -간호 진술 등-

표 2-3. 전자의무기록서식 종류

한 전산정보처리시스템으로 규정된다. 〈의료법〉 제23조 2항에서는 전자기록부 등 〈전자서명법〉에 따라 전자서명이 기재된 전자문서를 전자의무기록으로 보고 있다.

보건산업진흥원이 2017년에 발표한 자료에 따르면 국내 종합병원의 전자의무기록 도입률은 96%에 달한다. 전자의무기록은 치과의원과 치과병원을 제외한 의원 및 한의원 등에서도 77%의 도입률을 보여주고 있다. 하지만 미국 건강정보기술조정국인 ONC에서 정한 '포괄적 전자의무기록 Comprehensive EMR'과 '기본적 전자건강기록 Basic EMR'을 기준으로 평가한 결과, 국내 상급종합병원 중 포괄적 전자의무기록시스템의 기능을 갖춘 의료기관은 11.6%에 불과한 것으로 나타났다. 이는 고급화된 정보 분석을 위한 기반이 충분하지 못함을 의미한다.

그 이유는 무엇일까? 우리나라 병원에 전자의무기록이 도입된 시기는 1990년대 후반이다. 인하대학교병원을 시작으로 대학병원, 종합병원, 의원급 순서로 전자의무기록이 병원 진료에 점차 활용되기 시작했다. 그리고 2000년 초반까지만 해도 병원정보시스템과 전자의무기록의 목표는 4가지(종이, 필름, 차트, 슬립)가 없는 4Less였다.

4Less 병원정보시스템의 문제점

병원정보시스템은 종이나 필름을 전자화하는 것에 집중한 시스템이다. 개발 당시 표준에 대한 고려가 없었기 때문에 외부 시스템과 호환이 불가능했다. 특히 전자의무기록은 정보 활용보다는 입력의 편리성을 고려하다 보니, 표준화되지 않은 임상서식의 증가 문제에 직면했으며, 자유문free text 으로 입력하는 경우가 많아 자료 분석과 활용에도 제약이 많았다. 진료과 및 서식 간 임상용어 및 콘텐츠의 일관성 부족도 정보의 재사용성을 떨어뜨리는 요인이었다. 사용자 편의성을 고려한 사용자 인터페이스User Interface 라기보다는 단순 입력을 지원하기 위한 성격이 강해, 입부 병원은 데이터 입력 시간은 증가한 반면 시스템 반응 시간은 지연되어 예약환자 수를 조절하는 등 환자 수 감소로 이어졌다. 무엇보다도 전산으로 모든 서식을 다 조회해야만 환자 상태를 파악할 수 있어서 한눈에 정보를 파악하고 진료에 활용하는 업무 흐름에 대한 고려가 부족했다. 임상관찰, 검사, 투약, 처치, 위험 요인의 신속한 파악 어려웠고 정보의 중요도나 우선순위별로 자료가 표출되지 않았다.

4Less 병원정보시스템 문제점의 해결 방안

4Less의 문제점 해결을 위해서는 전자의무기록을 비롯한 병원정보시스템에서 입력 편의성을 고려하되 활용 중심의 변동형 임상서식 템플릿 적용이 필요하다. 표준용어와 표준정보모델을 이용하면 표준화된 변동형 임상서식의 효율적 관리가 가능하다. 즉, 코드화된 정보모델을 이용해 임상자료

분석과 활용을 극대화할 수 있다. 또한 도메인 간, 서식 간 임상용어 및 콘텐츠의 일관성이나 재사용성을 보장할 수 있다. 임상적으로 중요한 자료를 구조화하고 이를 상황판으로 만들어 신속한 입력 지원과 의사결정에 도움을 줄 수 있다. 장기적으로는 데이터 기반 환자 치료 및 관리가 가능해진다. 궁극적인 목표인 의료과오 감소와 의료 질 향상에 기여할 수도 있게 된다.

표준화와 인증 관련 규정

〈의료법〉에는 전자의무기록의 생성과 유지에 관한 조항이 있으며, 2016년 표준화와 인증에 관한 규정이 추가되었다. 〈의료법〉 제23조의 '전자의무기록의 표준화'와 〈의료법〉 시행령 제10조의 '전자의무기록시스템의 인증' 등을 제정하여 시행 중이다.

보건복지부 보도자료 〈전자의무기록시스템 인증제 시범사업 추진〉에 따르면, 보건복지부는 시범사업 결과와 개선 사항을 반영하여 현장 수용도를 높인 '전자의무기록시스템 인증제도'를 2019년 하반기부터 시행할 예정이다. 또한 의료계·학계·산업계 등 각 계의 의견을 수렴하고 다각적인 지원 방안을 마련하여, 의료기관 및 업체가 예측 가능하고 현장에서 바로 수용 가능한 인증제도(안)를 마련하기 위해 노력하겠다고 밝혔다.

표준화와 인증

보건복지부는 전자의무기록의 효율적이고 통일적인 관리와 활용을 위해 〈의료법〉 제23조에 전자의무기록의 표준화 및 시스템 인증에 관한 조문을 신설하고, 〈의료법〉 시행령 제10조에서 전자의무기록시스템의 인증에 필요한 세부사항을 고시하도록 했다.

신설한 조문에 따라 보건복지부는 2018년 6월까지 병원 및 업체 의견을 수렴해 세부적인 내용을 구체화했고, 이를 바탕으로 인증시범사업을 진행했다.

처방전달시스템

처방전달시스템Order Communication System, OCS*은 의사가 진료실에서 환자 치료를 위해 필요한 각종 검사, 상담, 약품 처방 내역 등을 입력해서 진료지원부서(진단검사의학과, 영상의학과 등)로 전달하는 응용프로그램이다. 이는 과거 종이의무기록 시대, 의사지시기록지**에 의사의 모든 지시 사항(처방)이 기재된 것에서 유래한다. 처방전달시스템이 없었던 시기에는 외래환자가

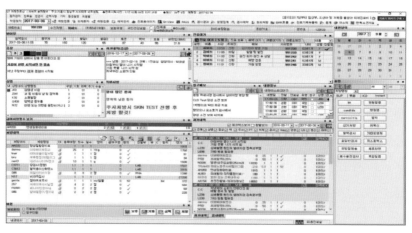

그림 2-3. 처방전달시스템 화면 [출처: 비트컴퓨터.]

---

* 국외에서는 CPOE(Computerized Provider Order Entry)라는 명칭을 사용한다.

** 의사지시기록지(Doctor's order)는 환자 치료를 위한 의사의 모든 지시 사항을 치료·처치·간호·조제할 담당자에게 전달하기 위한 서식이다. 환자가 받아야 할 검사뿐만 아니라, 간호사가 수행해야 할 환자 상태 점검의 빈도 등을 포함한다.

복용해야 하는 약품 목록을 의사가 외래환자용 경과기록지와 처방전slip에 수기로 기재했고, 입원환자용 처방은 입원환자용 의무기록서식인 의사지시기록지에 기록했다. 이제는 처방 가능한 목록을 병원 데이터베이스로 구축해두고 있으므로, 의사는 진료 중에 처방전달시스템 화면에서 필요한 목록을 선택하면 된다. 또한 응급실에서는 특정 상황별로 미리 정해둔 '약속처방'을 처방에 활용하면 된다.

진단검사정보시스템

진단검사정보시스템Laboratory Information System, LIS은 혈액학, 화학, 면역학 및 미생물학을 포함한 검사 업무의 효율화를 지원하는 소프트웨어 시스템이다. 이 시스템의 기본적인 기능은 진료실에서 진단검사의학과로 전달된 처방(소변, 혈액검사 등)에 따라서 시행한 검사, 검체 처리, 그리고 검사 결과를 전자의무기록으로 전달하는 것이다. 검사 결과가 정상 범위에서 벗어났을 때, 이를 의료진에게 바로 공지하거나 화면에 색상을 달리 표기하여 빠른 확인을 돕는다. 진단검사정보시스템은 환자별 검사결과보고서를 생성하고, 이를 데이터베이스에 저장하고 관리한다.

의료영상저장전송시스템

의료영상저장전송시스템Picture Archiving and Communication System, PACS은 환자의 신체 이미지를 통해 질병을 진단하기 위한 장치다. 영상의학과에서 촬영하는 엑스레이, CT, MRI, 초음파 등 영상 기기에서 획득한 신체 이미지를 디지털로 저장하고 전송한다. 원격에서 접속이 가능하므로 원격판독서비스가 가능하다. 의료영상저장전송시스템의 저장 및 전송을 위한 영상데이터

표준은 DICOMDigital Imaging and Communication in Medicine을 사용한다. 의료기기 분야 글로벌기업인 GE, 지멘스, 필립스 등에서는 DICOM을 적용한 초음파, MRI, CT 제품들을 출시하고 있다. 국내 기업 헤셀에서도 DICOM을 통해 스마트폰에서 의료영상을 조회하고 비교할 수 있는 기능을 제공한다.

의료영상저장전송시스템은 전자의무기록을 포함한 병원정보시스템과의 통합 플랫폼을 제공한다. 따라서 진료 중에도 과거의 영상 이미지나 당일 촬영한 이미지에 신속하게 접근할 수 있다. 의료영상저장전송시스템 판독은 영상의학 전문의의 고유 업무 영역이지만, 최근 인공지능의 발달로 판독의 자동화가 급속하게 진행되고 있다. 머신러닝, 딥러닝 기법으로 방대한 의료영상저장전송시스템을 통해 이미지를 학습한 소프트웨어가 암, 당뇨병성 망막병증, 골절을 진단하는 사례도 있었다.

전자건강기록시스템

1. 정의

전자건강기록EHR; Electronic Health Record에 대한 정의는 다양하다. 미국의학연구소Institute of Medicine, IOM는 1991년에 전자건강기록을 '컴퓨터를 기반으로 한 환자기록'으로 정의한 바 있으며, 유럽표준화기구는 전자건강기록시스템EHR-S을 '정보기술의 효과적인 사용으로 네트워크를 통해 언제나 진료가 가능한 인프라'로 설명한 바 있다. 오늘날 전자건강기록시스템이 무엇인가에 대한 다양한 정의가 있지만, 현재 가장 널리 사용되는 국제표준인 전자의무기록시스템 기능모델EHR-S Funtional Model에서는 전자건강기록을 환자기록의 작성, 사용, 저장 및 관리하는 메커니즘을 구성하는 기능 요소들의 집합으로 본다. 이는 환자기록을 위한 시스템으로 데이터, 규칙 및 절차, 프로세싱 및 저장 장치, 통신 및 지원 기능을 포괄한다. 승인된 사용자만 개인 및 인구 수준 정보의 전자적 접근이 가능하며 품질, 안전성 및 효율성을 향상시키는 의료지식 및 의사결정지원 기능을 제공한다.

2. 기능

전자건강기록은 개별 병원에서 발생한 전자의무기록이 표준으로 연결된 것으로 다양한 외부 시스템과의 표준화된 데이터 교류는 전자건강기록시스템의 가장 핵심적인 기능이다. 외부 병원을 비롯한 관계 기관 시스템과의 연동으로 개인의 건강과 질병에 관한 총체적인 정보를 평생 유지하고 공유한다.[*] 전자건강기록시스템은 개인에 대한 과거력, 현재 상태에 관한 임상관찰, 진단을 위해 실시한 검사와 그 결과, 약 처방 내역 등을 포함하므로 전자의무기록과 비슷하지만, 과거 기록부터 현재까지 다양한 병원의

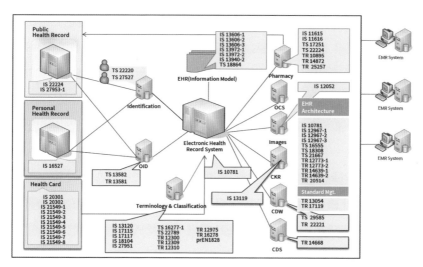

그림 2-4. 전자건강기록 관련 국제표준 현황

---

[*] 우리나라에는 현재 전자건강기록시스템이 도입되지 않았다. 전자의무기록을 비롯한 진료기록부는 〈의료법〉상 보존 연한이 10년이며, 1회에 한해 연장 가능하다.

기록을 통합적으로 조회하고 관리한다는 점에서 전자의무기록보다 발전된 시스템이다. 전자건강기록은 원격진료, 치료, 처방, 건강관리 및 분석서비스 기능으로 의료의 질을 향상시킬 수 있는 기회를 제공한다.

3. 기능모델

그렇다면 전자건강기록시스템은 구체적으로 어떤 요소와 기능을 갖춰야 할까? 'HL7 인터내셔널 전자건강기록 작업반'에서는 전자건강기록시스템에 대한 개념적 정의와 상세 기능에 대한 의료 커뮤니티의 합의를 이끌었고, 그 결과 전자건강기록 기능모델EHR-S FM은 사용자 관점에서 시스템 기능의 일관된 표현이 가능하도록 개발되었다.

전자건강기록 기능모델은 표준화된 환경에서 전자건강기록시스템을 이용할 수 있도록 공통된 기준을 제공한다. 또한 전자적으로 건강정보를 관리하는 응용프로그램, 미들웨어 또는 기타 인프라에서 제공하는 응용프로그램 수준에서 핵심적인 건강관리 기능을 포함했다. 상호운용성, 기록의 통합 기능 등 애플리케이션 호환 내용도 다루고 있다. 반면 전자건강기록의 내용에 관한 정보, 기술적 내용 및 전자건강기록시스템의 구현 등에 대해서는 다루지 않는다. 또한 기능모델은 메시징 및 구현을 위한 기술명세서가 아니다.

전자건강기록 기능모델은 7개 섹션으로 구성된 방대한 문서로 섹션은 참조reference와 표준normative으로 나뉜다. 참조는 전자건강기록 기능모델의 개념 이해를 돕기 위한 부가적 정보로, 공식적인 투표가 불필요한 내용이다. 표준은 작업반 및 이해관계자들이 공식적으로 검토하고 투표하는 부분이며, 준수 여부에 대한 강도 또는 중요도를 규범 동사로 표시해야 한다. 즉, 반드시 준수해야 할 의무 사항은 'SHALL', 금지 사항은 'SHALL NOT', 권장 조치는 'SHOULD', 선택 가능한 허용은 'MAY'다. 전자건강기록 기능모델의 모든 장에는 표준과 참조 섹션이 포함되어 있으며 표준 내용은 기능의 하위 레벨인 프로필이 어떻게 달성되는지를 정의한다.

개인건강기록시스템

개인건강기록PHR은 개인건강기록의 주체자인 의료소비자가 본인의 건강정보를 스스로 기록하고 관리할 수 있는 도구다. 의료기관에서 수집된 개인의 의료정보를 언제 어디서나 조회하고 관리함은 물론, 주변의 건강기기에서 수집한 정보를 활용할 수 있는 개념이 포함되어 있다. 즉, 병원에서 치료 중 발생하는 의료정보와 개인건강기록의 소유자인 환자나 일반인이 직접 기록하고 입력하거나 개인용 건강관리 제품(착용형 웰니스 기기, 가정에서 설치해서 사용하는 건강 관련 측정기들)을 통해 측정하는 건강정보, 일상생활의 생활습관정보 등을 모두 포함하는 개인의 건강과 관련된 총체적인 정보를 말한다. 런던대학교 디팩 칼라 교수 등에 의하면 개인건강기록은 개인의 완전한 책임과 통제하에 접근 가능한 기록(개인의 건강, 웰니스, 복지 등을 위한 요소를 포함)을 가진 물리적 또는 가상의 저장소다.[61]

개인건강기록시스템은 다음과 같은 특성이 있다.

1. 통합적이고 포괄적인 기록

개인이 방문한 모든 건강검진기관, 보건소를 포함한 보건관련 기관과 의료기관에서 발생한 진료기록을 개인건강기록시스템에 포함할 수 있다. 개인건강기록시스템은 단순히 시간 순서에 따른 기록의 통합이 아니며, 생애주기나 특정 시기, 특정 증상, 질환 등 다양한 관점에서 통합적으로 기록을 조회할 수 있다. 기록 범위는 기록 주체에 의해서 결정되는 폭넓은 건강 주제에 대한 기록(건강 증진, 질병 예방과 질병 감시, 웰니스, 복지 등)과 가족 및 관련 있는 사람의 기록을 포함하며, 만약 자선 단체나 후견인을 포함한 보호자 등과 상호작용이 있다면 이 기록 또한 포함한다. 진료요약지, 사회서비스 건강기록, 직업 관련 건강기록, 건강 관련 교육 및 평가에 대한 기록, 피트니스와 운동, 영양과 식단, 특정 임상증상에 관한 기록을 포괄한다.

2. 개인(또는 대리자)이 소유권 행사

개인건강기록시스템의 모든 정보는 개인이 소유하고 관리한다. 이는 전자의무기록이 〈의료법〉상 병원의 소유인 것과 대조를 이룬다. 개인이 지정한 보호자 또는 대리자가 지정된 기간 동안 개인건강기록을 열람할 수 있다. 개인건강기록 소유자는 기록을 언제 어디서나 네트워크 환경을 통해 접근해서 건강관리에 활용할 수 있다. 재난이나 응급상황에서는 의료진에게 제공해서 신속한 치료를 받는 데 도움받을 수 있다.

3. 법적 유효성이 없는 기록

전자의무기록 및 전자건강기록은 의료전문가가 작성하고 과학적인 진단방법을 통해 검증한 내용을 포함하지만, 개인건강기록 내용은 대부분 일반인이 작성하며 주관적인 증상을 담고 있다. 이러한 특성 때문에 개인건강기록은 법적 효력이 없다. 또한 전자의무기록 및 전자건강기록은 의료인이 작성한 후 전자서명을 하고, 수정 사항을 파악할 수 있는 감사 추적 기능에 의해 원본을 확인할 수 있지만, 개인건강기록은 내용의 진위 여부를 확인하는 절차가 없기 때문에 법적 증거가 되기 부족하다.

4. 보안 및 보호 대상 기록

개인건강기록시스템에 저장된 정보는 누출될 경우 개인의 프라이버시를 심각하게 침해할 수 있는 민감한 정보이므로 보호 대상이다.

5. 핵심서비스

2015년 국가기술표준원에서 발표한 〈스마트의료기술, 표준 기반 R&D 로드맵〉에 따르면, 개인건강기록은 환자의 자기관리를 지원하기 위해 다음과 같은 서비스를 할 수 있다.

- 개인건강기록과 전자건강기록 동기화 인터페이스 서비스
- 의료기관이 보유한 개인의 전자건강기록 일부를 개인건강기록과 주기적으로 동기화하기 위한 중계서비스
- 건강 코칭을 통한 맞춤형 활동 및 피드백서비스
- 유사 질환, 유사한 사용자의 건강 지표 평균값과 자신의 건강 지표를 비교한 후 맞춤형 정보를 추천하고, 건강 코칭을 위한 알림과 스케줄, 리마인더 등을 통해 건강한 생활을 유도하기 위한 개인건강기록 기반 건강관리 피드백서비스
- 만성질환 관리 등 질병별 위험 요인 관리서비스
- 만성질환별 주요 표준 지표를 기반으로 질병별 위험 요인을 지속적으로 관리하는 모니터링 기능 제공
- 예상되는 데이터의 변화 추세와 증상 등을 신속하게 병원 및 응급기관과 연계하여 조기에 대응하는 서비스
- 환자중심의 개인건강기록 전송의 승인 및 교환서비스
- 환자 스스로가 개인건강기록을 특정 보관소에 저장하여 등록하고, 이의 전송에 승인하여 의료기관으로 전달하는 방식의 교환서비스

6. 분류

① 기관소속형 개인건강기록

기관소속형 개인건강기록Tethered PHR은 의료기관이 병원 내원 고객을 대상으로 제공하는 개인건강기록서비스가 대부분을 차지한다. 온라인상으로

환자의 신원을 확인한 후, 의료기관의 환자식별체계master patient index, MPI를 이용해서 병원정보시스템 데이터베이스 내 모든 임상정보의 연결 및 서비스가 가능하다. 서비스의 내용은 진료 예약일 안내, 환자가 병원에서 치료받은 내용 설명, 올바른 약물 복용을 위한 환자교육을 포함한다. 또한 조기진단을 위한 조치, 질병 악화를 위한 주의 사항 등을 비디오를 통해 확인할 수 있다. 만성질환자의 건강관리에 관한 정보 또한 개인건강기록을 통해 제공된다.

서울아산병원은 국내 최초로 기관소속형 개인건강기록인 '내 손안의 차트 1.0'을 2010년부터 서비스하고 있으며, 분당서울대병원은 '헬스포유'라는 앱을 환자들에게 제공하고 있다. 국외에서는 기관소속형 개인건강기록으로 처방전 리필(이전에 처방받은 약품을 그대로 다시 처방)이 가능하지만, 국내에서는 법적으로 허용되지 않는 서비스다.

② 보험회사형 개인건강기록

보험회사형 개인건강기록Payor-based PHR은 병원정보시스템이 청구시스템이던 것에서 기인한다. 병원은 진료 후 보험료 상환을 받기 위해 청구자료에 완벽을 기하는데, 모든 청구자료가 전자화되면서 환자의 가장 통합적인 의료정보가 민간 보험회사의 개인건강기록으로 발전한 형태다. 보험회사가 제공하는 개인건강기록 형태는 주로 미국에서 카이저 퍼머넌트Kaiser Permanente와 같은 대형 의료네트워크(보험회사와 민간의료기관이 연계 혹은 통합된 형태)에서 발전해왔다. 다수의 보험회사들이 만성질병이나 예방치료를 위한 알고리즘을 개발하고 이 기능을 전자개인건강기록ePHR에 포함시켜 사용한다. 전자개인건강기록스템들은 알고리즘을 이용해 청구데이터를 검토한 후, 검사 시기 등의 알림 기능을 제공한다. 우리나라는 국민건강보험공단이 유일한 보험자이고, 현재 '건강 iN 사이트'에서 '나의 건강기록서비스

My Health Bank'를 제공하고 있다. 그러나 진료정보가 표준에 따라 정리된 것이 아니고 현재까지는 조회용으로만 사용되며 개인건강기록의 모든 기능을 제공하지는 않는다.

7. 편익

개인건강기록은 환자 스스로가 웰니스 활동을 할 수 있도록 맞춤형 정보를 제공하며 자기관리를 지원하는 효과적인 도구다. 자신의 정보에 대한 접근성이 크게 좋아지므로 건강에 대한 이해를 향상하고, 건강에 대한 통제 의식을 강화하는 효과가 있다. 개인건강기록으로 병원의 개인의료정보에 대한 접근성이 향상되므로, 의약품에 대한 복약 순응도를 높이는 효과도 있다.

의료공급자는 개인건강기록을 통해 정기적인 검진, 예방 목적의 스크리닝서비스를 지원할 수 있으며, 환자와 정보 공유 범위가 넓어지면서 커뮤니케이션이 원활해진다. 의료 및 건강 관련 의사결정지원, 의료공급자의 전자의무기록 정보의 정확성 확인에도 도움을 줄 수 있다. 개인건강기록은 전자의무기록 및 전자건강기록과의 비교를 통해 정보의 오류를 파악할 수 있는 참고자료가 된다. 특히 여러 병원에서 지속적인 진료를 받을 때 환자의 의무기록은 기관들에 흩어져 있게 되지만, 개인건강기록으로 통합 조회하여 중복검사를 피할 수 있고, 진료기록을 개인건강기록에 연동할 수 있게 된다.

8. 한계

개인건강기록은 주관적 정보여서 의사결정의 참고자료가 될 수 있지만, 치료의 근거자료로 활용하기에는 한계가 있다. 자료 입력의 지속성에 비해 입력된 데이터는 법적 효력이 없어서 신뢰성이 낮으며, 낮은 적시성 또한 데이터의 신뢰성을 떨어뜨리는 요인이다. 전자의무기록의 경우 자료 입력의 정확성을 높일 목적으로 작성 기한(의료행위 후 24시간 이내 등)이 명시되어 있는 반면, 개인건강기록은 이러한 제한을 받지 않는다.

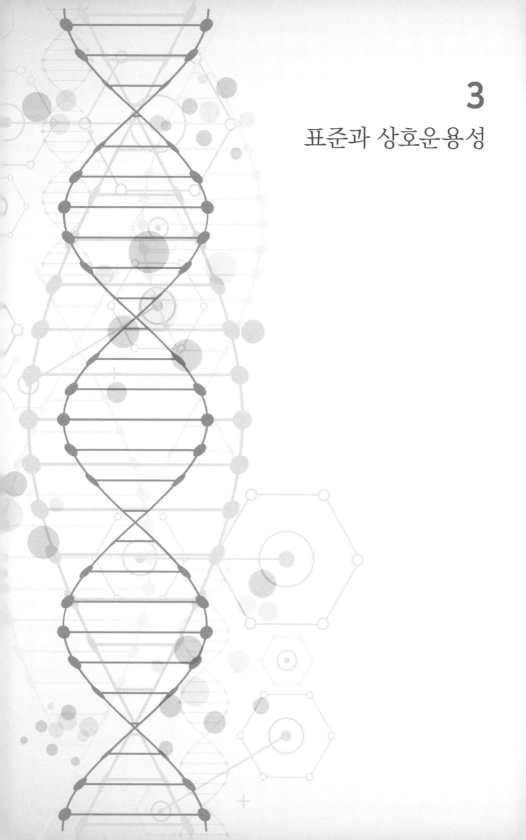

3
표준과 상호운용성

| 표준화 개요

'표준'이란 다자가 함께 쓰기로 약속한 기준이다. 국가나 사용자 단체가 합의한 공통규격이므로 표준화가 될수록 사용자들은 편리해지는 측면이 있다. 표준의 한 예로 '신용카드 규격'이 있다. 우리가 국내외 어디서나 신용카드를 사용할 수 있는 건 신용카드 규격이 표준화되었기 때문이다. 세계적으로 통용되고 있는 신용카드는 모서리가 둥근 형태이며 크기(85.60mm×53.98mm)와 두께도 동일하다. 또한 카드 상단 좌측에 배치된 칩의 형태, 카드번호 16자리의 배열순서, 유효기간의 표시 방식, 뒷면의 마그네틱 스트립 역시 통일되어 있다.

이러한 신용카드 표준화는 무엇을 뜻하는가? 전 세계가 카드 제작의 기준을 약속한 것으로, 표준규격은 ISO/IEC 7810 ID-1, 카드번호는 ISO/IEC 7812, 마그네틱 스트립 부분은 ISO/IEC 7813이다. 즉, 디자인과 카드 표면에 기록되는 정보만 다를 뿐, 이러한 규격의 통일성은 카드 종류(비자, 마스터카드 등)와 관계없이 사용자가 세계 어디서나 카드 단말기가 비치

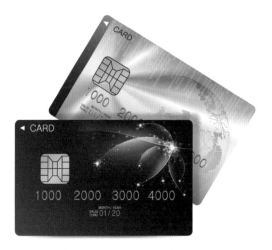

그림 3-1. ISO/IEC 7810 ID-1에서 정한 신용카드 규격

된 곳에서 구매와 금융거래를 할 수 있도록 만들어주었다. 하나의 기준으로 국가와 상관없이 상품 판매자와 구매자가 소통하고 교역할 수 있다.

그런데 만약 누군가가 별 모양의 카드를 만들어 결제를 시도한다고 가정해보자. 그가 임의로 만든 별 모양의 카드는 어느 리더기에서도 인식할 수 없다. 별 모양 카드와 트랜잭션이 가능한 리더기를 추가 제작해야 하고, 이 리더기가 없는 지역이나 국가에서는 카드를 사용하기 어렵다. 표준규격이 아니어서 호환되지 않기 때문이다.

표준과 표준화

'표준'이란 합의에 의해 제정되고, 인정된 기관에 의해 승인되었으며, 최적 수준의 질서 확립을 목적으로 공통적이고 반복적인 사용을 위한 기술규격, 규칙, 지침, 문서 등을 말한다.[62] 이는 제품, 서비스, 기술 등 산업 전반에 반복적이고 공통적으로 적용할 수 있는 용어, 기호, 단위, 품질, 성능,

방법, 절차 등을 규정한 임의적 기준이다.* 표준은 경제 활동상의 재화와 용역에 대한 일정한 기준으로, 비강제적인 임의의 성격을 가진다. 또한 경제 주체 간 상호합의를 통해 도입하며 거래 관계, 생산 방식, 제품 및 서비스에 대한 기준을 명시한다.[63]

표준화란 표준을 도입하고 이를 활용하는 일련의 활동을 말한다. 표준화 활동은 실제적이고 잠재적인 문제들에 대해 최적 수준의 반복적인 사용을 위한 규정을 만드는 것을 포함한다. 또한 표준을 설정하고 이것을 활용하는 조직적 행위를 일컫는다.

상호운용성

상호운용성interoperability은 두 개 이상의 시스템이나 구성 요소들이 정보를 교환하고, 교환된 정보를 동일한 의미로 활용할 수 있음을 의미한다. 시스템이나 제품이 특별한 노력 없이도 다른 시스템 또는 제품과 작동하기 위한 능력을 말하기도 한다.

표준 제정의 기본 원칙[64]

표준은 많은 관련 당사자들이 반복적으로 사용할 것을 목적으로 개발되므로 공정하고 신중한 절차를 통해 제정되어야 한다. 국제표준화기구에서 채택하고 있는 표준 제정의 일반적 원칙은 다음과 같다.

---

* 이와 반대로 기술기준(Technical regulation)은 각 부처의 정책 목적을 달성하기 위하여 법에 근거하여 강제적으로 적용되는 규제기준이다.

① 합의: 표준 제정의 기본 원칙 중에서 가장 중요한 조건인 '합의'란 당사자(생산자, 사용자, 소비자 및 일반 이해집단) 간의 표준 조항과 관련한 공통적 견해를 말한다.[65] 많은 사람들이 사용하기 때문에 합의를 기초로 제정된 표준만이 시장 적합성을 가질 수 있다. 합의는 회원국의 투표에 의해 결정된다. ISO/IEC 지침에 의하면 회원국(P멤버) 투표수 중 2/3의 찬성 또는 전체 투표 중 반대가 1/4 이하일 때 승인된다. 각 표준의 제정 단계별 합의 수준에 관해서는 뒤에 나올 '표준 제정 절차'를 참고하기 바란다.

② 공개: 표준은 제정 초기부터 최종 합의에 이르기까지 모든 과정이 투명하게 공개된다. 논의 과정에서 제기된 의견에 대한 수용 과정에 있어 이해관계자들의 참여를 허용한다.

③ 자발성: 표준화 작업의 참여는 자발성에 기초한다. 표준기구는 표준의 제안부터 제정의 전 과정을 강제하지 않는다. 그리고 제정 이후의 채택에서도 자발성이 보장된다.

④ 통일성과 일관성: 표준 제안 단계부터 최종 채택 단계까지 모든 과정이 일관된 원칙에 따라 진행된다. 특히 표준안에서 사용하는 모든 용어, 서식, 기술적 내용들은 ISO/IEC 지침에서 정한 방식으로 기술되어야 한다.

⑤ 시장 적합성: 시장 적합성이 결여된 표준은 제정되어도 무용지물이 되고 만다. 따라서 산업의 흐름을 반영한 시의적절한 표준을 개발하되, 일단 제정되고 나면 많은 수요자를 확보할 수 있어야 한다.

⑥ 경제적 가치: 모든 표준은 경제적 가치를 가지고 있어야 하므로 제안된 표준안에 대한 경제적 가치를 평가해야 한다.

⑦ 공공성: 모든 표준은 공공의 이익에 부합해 사용되어야 한다. 그러므로 공공의 이익에 반하는 표준이 제정되어서는 안 된다.

국제표준화기구

ISO, ITU, IEC는 지구상에 존재하는 모든 표준을 제정하는 공식표준화기구로, 일명 '3대 공식표준화기구'로 불린다. 의학·치의학·전통의학에서 사용되는 의료장비, 의료정보시스템, 의료시설, 업무 환경 등 보건과 관계된 표준화를 담당한다. 급격한 기술 발달로 3대 공식표준화기구 내에서 최근 신생표준화기구와 작업반들이 생겨나고 있다. 예를 들어 ISO/TC 307(블록체인 및 분산원장 기술), IEC/TC 124(착용형 스마트 기기), IEC SyC AAL(지능형 생활지원 및 시스템위원회), ISO/IEC JTC 1 SC 42(인공지능) 그리고 인공지능 및 블록체인에 관한 ITU-T 포커스 그룹 등이 있다.

공식표준화기구

3대 공식표준화기구의 설립연도와 역할을 정리하면 [표 3-1]과 같다. ISO가 산업에 필요한 표준 개발에 주력하는 반면, IEC는 전기전자 분야에

	ISO(국제표준화기구)	IEC(국제전기기술위원회)	ITU(국제전기통신연합)
설립	1947년, 비정부기구(NGO)	1906년, 비정부기구(NGO)	1865년, UN 산하 전문기구
역할	과학, 기술, 경제 등 일반 분야의 국제표준 제정 및 보급	전기전자 분야의 국제표준 제정 및 보급	유무선 통신, 전파, 방송, 위성주파수 등에 대한 기술기준·표준 개발 및 보급과 국제협력 수행
회원	163개국 (2016년 기준, 연차보고서)	83개국 (2016년 기준, 연차보고서)	193개국 (2017년 기준, 웹사이트)
표준	21,478종 (2016년 기준, 연차보고서)	7,148종 (2016년 기준, 연차보고서)	약 4,000종 (2017년 기준, 웹사이트)
웹사이트	http://www.iso.org	http://www.iec.ch	http://www.itu.int

표 3-1. 3대 공식표준화기구 현황 [출처: 한국표준협회 홈페이지]

대한 표준 개발에 집중하며, ITU는 방송 및 유무선 통신부문 표준 개발을 담당한다.

사실상표준화기구

민간에서 주도하는 다수의 사실상표준화기구의 활약은 보건의료 분야 표준화에 기여한 바가 크다. 예를 들어 북미 거점의 HL7 인터내셔널, 의료기기 통신 표준화를 담당하는 IEEE, 임상용어의 표준화를 다루는 SNOMED CT 등을 들 수 있다. 대표적인 사실상표준 등은 4장에서 자세히 다루도록 하겠다.

| 표준 제정 절차

공식표준화기구의 국제표준 개발 절차는 〈ISO/IEC 지침서 제1부-표준
작업절차ISO/IEC Directives Part 1—Procedures for the technical work〉에 따라 표준 제안 단계부
터 발행 단계까지 진행된다.

예비 단계

표준 개발이 필요한 경우에는 표준화 주제와 범위를 선정한 후, 국제표
준화기구에서 새로운 프로젝트를 제안하면서 공식적인 표준화 작업이 시
작된다. 예비작업항목PWI; Preliminary Work Item을 기술위원회TC; Technical Committees, 분
과위원회SC의 단순 과반수 찬성으로 승인한다. 이 단계는 모든 국제표준이
반드시 거쳐야 하는 의무 단계는 아니다.

제안 단계

신규국제표준을 개발하는 첫 번째 단계다. 신규작업항목NWIP; New Work Item Proposal 또는 새로운 제안NP; New Proposal을 관련 기술위원회 및 분과위원회에서 회의 또는 3개월간의 서면투표를 통해 승인한다. 해당 위원회의 투표에 참여한 회원국 과반수가 찬성하고, 4~5개국 이상이 표준안 개발에 참여 의사를 밝혀야 신규작업항목으로 승인된다. 신규작업항목 승인 후, 중앙사무국은 해당 프로젝트에 고유번호(예: ISO/PWI 23535)를 부여해 관리한다.

준비 단계

〈ISO/IEC 지침서 제2부-국제표준 구성 및 작성 방법ISO/IEC Directives Part 2-Rules for the structure and drafting of International Standards〉에 근거하여 국제표준의 작업 초안WD; Working Draft을 작성하는 단계다. 작업 초안은 주로 해당 위원회 산하 작업반을 구성하여 프로젝트 리더 또는 프로젝트 에디터가 주관하여 작성하고, 작업반이나 해당 위원회 내에서 회람을 거쳐 의견을 수렴한다.

위원회안 단계

위원회안CD; Committee Draft에 대해 해당 위원회 내 회원 간 합의가 이뤄져야 하는 단계다. 합의가 이뤄질 때까지 위원회안은 의견 수렴을 위한 회람이나 투표를 실시하게 된다. 위원회안에 대한 최종합의 판단은 해당 위원회의 의장과 간사가 프로젝트 리더 및 중앙사무국과 협의하여 결정한다. 합의 판단이 어려운 경우에는 위원회 회원 2/3 이상이 찬성한 것을 합의로 판단하게 된다. 한편, ISO에서는 신속한 표준 제정을 위하여 위원회안 단계를 기술위원회 내에서 자율적으로 생략하도록 권고하고 있다.

질의 단계

질의 단계는 위원회안 단계를 완성하여 작성된 국제표준안DIS; Draft International Standard에 대해 중앙사무국 주관으로 투표를 실시하는 단계다. ISO는 3개월, IEC는 5개월의 투표 기간을 가진다. 투표한 P멤버의 2/3 이상이 찬성하고, 반대표가 1/4 이하면 투표가 통과된 것으로 간주한다. 해당 위원회의 P멤버가 기술적인 의견을 피력하여 반영시킬 수 있는 마지막 단계다.

승인 단계

최종국제표준안FDIS; Final Draft International Standard을 가지고 중앙사무국에서 2개월의 투표 회람을 실시하는 단계다. 투표 승인기준은 질의 단계와 같다. 최종국제표준안 투표 시 접수된 기술적 코멘트는 국제표준 발간에는 반영하지 않고, 차후 국제표준의 개정 등을 위해 해당 위원회에 전달된다. 국제표준안 및 최종국제표준안 투표 시, 반대표를 제출한 회원국은 반드시 이에 대해 명확한 기술적 사유를 제시해야 한다.

출판 단계

출판 단계는 해당 위원회의 간사와 최종 감수를 거쳐 중앙사무국에서 국제표준IS; International Standard을 출판하는 단계다. 국제표준은 영어판, 프랑스어판, 또는 러시아판으로 발간할 수 있지만 최근에는 주로 영어판만을 발간하며, 중앙사무국이 6주 내 편집상 오류를 수정하여 표준문서로 발간한다.

기술 발전 속도보다 표준 개발에 많은 시간(약 3~5년)이 소요되므로 2·3·5단계는 투표에 의해 생략할 수 있다.

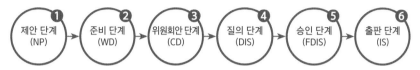
표 3-2. 국제표준 개발 단계와 단계별 필요 문건의 종류

IEC와 ISO의 표준 제정 절차는 동일하다. 단 질의 단계 문서를 ISO에서는 DIS, IEC에서는 CDV_{Committee Draft for Vote, 투표용 위원회안}라고 다르게 칭한다. JTC 1에서는 질의 단계 없이 CD→FCD→FDIS 단계로 진행된다.

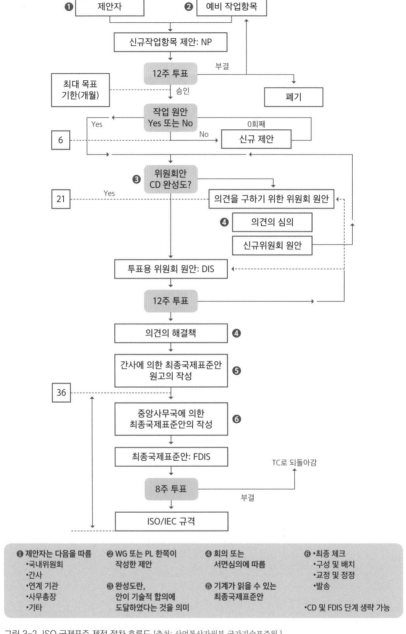

그림 3-2. ISO 국제표준 제정 절차 흐름도 [출처: 산업통상자원부 국가기술표준원.]

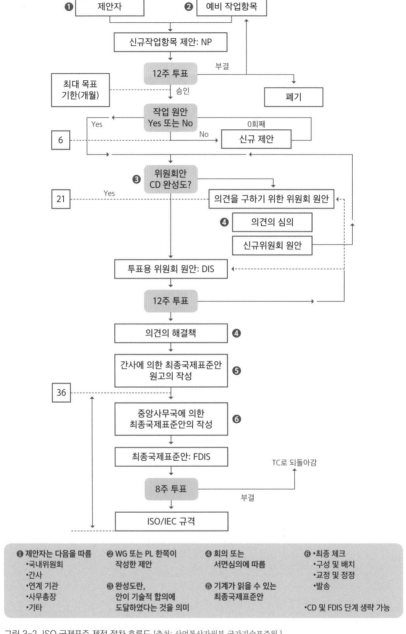

그림 3-2. ISO 국제표준 제정 절차 흐름도 [출처: 산업통상자원부 국가기술표준원.]

┃ 표준문서 표기 원칙

국제표준문서를 표기하는 방법은 표준화되어 있다. 표준문서 표기방식의 대표적인 유형은 다음과 같다.

① ISO가 개발한 국제표준 표기 예

> ISO 13606-1:2019 Health informatics-Electronic health record communication-Part 1: Reference model

- ISO: ISO에서 만든 표준
- 13606: 표준 번호
- 1: 여러 파트 중에서 '파트 1'에 해당
- 2019: 제정 연도
- Health Informatics: ISO 산하 기술위원회 중 'Health Informatics'를 담당하는 기술위원회에서 개발한 표준

- Electronic health record communication: 표준 제목
- Part 1: Reference model: 파트 1의 제목

정리하면 ISO 13606은 2019년에 ISO에서 제정한 국제표준이며, 본 표준은 여러 파트 중 첫 번째 파트에 해당한다.

② HL7에서 제정한 후 ISO에서 국제표준으로 제정된 예

> SO/HL7 10781:2015 Health Informatics-HL7 Electronic Health Records-System Functional Model

HL7 인터내셔널에서 개발한 후 2015년에 ISO 표준으로 제정되었다.

③ ISO에서 기술보고서로 제정된 예

> ISO/TR 22221: 2006 Health informatics-Good principles and practices for a clinical data warehouse

여기에서 'TR'은 국제표준규격(IS, TS)이 아닌 기술보고서를 뜻한다.

I 표준의 분류

국제표준화기구가 제정하는 표준문건으로는 앞서 다룬 국제표준IS과 기술규격서Technical Specification외에도 기술보고서Technical Report, 공개규격서Publicly Available Specification, ITAIndustry Technical Agreement 등이 있다.[66] ISO/TC 215, ISO/IEC JTC 1 SC 42에서 가장 보편적인 문건 유형은 국제표준, 기술규격서, 기술보고서다.

국제표준, 기술규격서는 공식표준이지만, 기술보고서는 정보 제공용 문건이다. 기술보고서는 엄격한 의미에서 국제 규격이 아니기에 제정 절차가 국제표준, 기술규격서보다 훨씬 간소하다. 그럼에도 불구하고 3대 공식표준화기구에서 기술보고서 문건 제안이 많은 이유는 제정 과정이 단순하고, 상대적으로 회원국의 반대가 적기 때문이다. 해당 기술보고서에서 다루는 기술이 보편화되지 않았거나, 합의 도출이 어려운 경우에는 프로젝트 리더가 기술보고서로 진행한 후 기술규격서나 국제표준으로 발전시켜나가면 된다.

규격의 강제 수준

표준문서에서는 규격 준수의 강제 수준을 표현하기 위해서 다음의 용어를 사용한다.

- 'SHALL'이라는 용어는 해당 표준문서의 절대적인 요구 사항으로, 반드시 준수해야 한다.
- 'SHALL NOT'은 해당 스펙 문서에서 절대 해서는 안 될 것으로 명시한 금지 사항이다.
- 'SHOULD'와 비슷한 용어 'RECOMMENDED'는 특정한 상황에서 아이템을 무시할 타당한 이유가 있을 수 있고 모든 의미를 반드시 이해해야 하며, 권장하는 아이템과 다른 방향으로 진행하고자 할 때 신중한 판단이 필요함을 나타낸다.
- 'SHOULD NOT'과 'NOT RECOMMENDED'는 특정 동작을 허용하거나 매우 유용한 특정 상황에서 유효한 이유가 존재할 수 있으나, 전체적인 영향을 이해해야 한다. 이 레이블에서 설명하는 어떤 동작 구현 전에 신중히 생각해야 하는 케이스가 있음을 의미한다.[67]
- 'MAY' 또는 비슷한 'OPTIONAL'은 이 아이템이 옵션임을 의미한다. 한 제조업자는 특정 시장에서 아이템을 필요로 하거나, 같은 아이템을 생략한 다른 업자보다 제품을 향상시킬 수 있다고 생각하여 해당 아이템을 포함할 수도 있다.

공적표준과 사실상표준

표준은 개발 주체에 따라 '공적표준' 또는 '공식표준De Jure Standard' 및 '사실상표준De Facto Standard'으로 구분한다. 공적표준 또는 공식표준은 공식표준화기구(ISO, IEC, ITU)에서 제정한 표준으로, 표준화기구에서 정한 투표 절차와 참여자 간 합의를 통해 개발된다. 사실상표준(HL7 인터내셔널, IEEE)은 시장에서 다수의 사용자에 의해 결정된 표준으로 포럼, 컨소시엄, 협회 등 비공식표준화기구에 의해 만들어지지만, 공식표준과 같은 효력을 발휘한다. 사용 국가의 규모나 지역 또는 국가 차원의 공식표준으로 채택 여부 및 산업적 활용 여부를 기준으로 평가한다면, 보건의료 분야에서 가장 막강한 사실상표준은 임상문서아키텍처표준인 CDA, FHIR, 전자건강기록시스템이다. 이는 HL7 인터내셔널에 의해 보급되었다. HL7 인터내셔널에서 개발된 표준은 신속처리제도를 통해 ISO/TC 215에서 공식표준으로 공표된다.

국제표준과 국가표준

표준의 적용 범위에 따라 국제표준, 지역표준*, 국가표준, 단체표준, 사내표준으로 구분할 수 있다. 국제표준은 회원국과 관찰국의 참여와 합의하에 만들어진 표준(ISO, IEC, ITU 등)을 말하며, 지역표준은 특정 지역에 소속된 국가들이 합의하여 개발한 표준(CEN 등)을 말한다. 국가표준은 한 국가 내의 이해당사자끼리 합의하여 한 국가에서 사용되는 표준(한국의 KS, 일본의 JIS, 미국의 ANSI 등)이며, 단체표준은 국가 내 표준화 단체에서 제정한 표준(한국의 TTA, 미국의 ASTM)이고, 사내표준은 기업에서 사용하는 사내 규정을 말한다.

---

* 보건의료정보 분야의 대표적인 지역표준화기구는 유럽표준화기구 CEN/TC 251(보건의료정보)이다. 2019년 현재 '국제환자요약(International Patient Summary) 프로젝트' 및 '건강 앱 평가를 위한 품질표준' 개발에 주력하고 있다.

표준과 기술기준

표준을 국가에서 제정하는 기술기준과 혼동할 수 있는데, 표준과 기술기준의 가장 큰 차이점은 '강제성' 여부에 있다. 표준은 임의적 성격이므로 표준 준수는 선택 사항이다. 반면, 기술기준은 강제적인 규정으로 국가가 제도적으로 시행하는 제도의 일환이다. 기술기준이 안전관리가 필요한 제품에 대해서 적용한다면, 표준의 개발과 적용 범위는 기술기준보다 광범위하다. 기술기준은 인증을 의무화하고 있지만, 표준은 일부에 한정해서 시행한다.

구분	표준	기술기준
성격	임의적	강제적
범위	상대적으로 넓음	안전관리가 필요한 제품
목적	시장 확대 성격	시장 규제 성격
주체	민관 협업	법령을 통한 정부 주도
활용	산업 전반에 걸쳐 활용	시장 출시 제품에 국한
인증	일부 표준에 한해 적용 ※ 2만여 종의 KS 중 인증 KS는 800여 종	전체 기술기준에 대해 강제 적용 ※ 전 부처에서 2,700여 종 운영 중

표 3-3. 표준과 기술기준 비교 [출처: 국가기술표준원 자료.]

▎표준과 무역 기술 장벽

　기술기준이 한 나라에서 통용되는 강제적 기준이라면, 표준은 임의적 기준임에도 불구하고 국제적 약속으로 무역 장벽을 제거하는 효력을 갖고 있다. 국제교역에서 표준의 효력을 이해하려면 세계무역기구인 WTO와 TBT_{Technical Barriers to Trade, 기술무역장벽} 협정을 이해해야 한다.

　1995년 WTO 출범 이후 협정에 대한 의무 준수가 강조되었다. WTO 협정은 각국의 상이한 표준 및 인증 절차의 국제적 조화를 모색하기 위한 국제 규정이다. TBT 협정의 취지는 무역상대국 간의 상이한 표준, 기술 규정, 적합성 평가를 채택 및 적용함으로써, 상품과 서비스의 자유로운 이동을 저해하는 장애 요소를 제거하기 위함이다. 각국의 상이한 표준과 적합성 평가는 기업의 자유로운 이동을 제한하게 되므로 국제표준의 채택, 인증제도의 비차별 원칙 준수, 강제적 기술 규정 채택 시 사전 공표 및 시차 적용 등이 협정에 포함되었다.

또한 회원국의 절차가 자국의 절차와 다를지라도 회원국 적합성 결과를 수용해야 하고, 국제표준화기구의 지침이나 권고사항 준수를 입증할 경우 결과를 수용해야 한다.[68] 무역 분야에서는 기술 장벽 제거를 위해 국제표준화기구와 WTO, 국제시험소인정협의체ILAC 간의 긴밀한 협력 체제를 운영하고 있으며, 세부적으로 표준 및 기술 규정을 국제표준에 일치시키고, 적합성 평가 절차를 국제표준 및 가이드와 조화시키는 방법을 모색하고 있다.

⏐ 국내 표준화 대표기관

산업통상자원부 국가기술표준원은 ISO 및 IEC에서 대한민국을 대표하는 기관이다. 국제표준화기구는 연간 2회 정도의 정례 대면미팅을 진행하는데, 국가기술표준원은 정례 미팅에 국내에서 활동하는 전문가와 행정가들로 구성된 공식대표단을 파견한다. 이 대표단은 통상 해당 국제표준화기구의 국내 대응위원회Mirror Committee인 전문위원회의 위원과 신규 표준화 항목을 제안하려는 전문가들로 구성된다. 이 공식대표단은 회사, 학교, 연구소 등 다양한 소속의 민간인이지만 회의에 참석하는 동안 대한민국을 대표해 공무를 수행하게 된다. 회의 의제에 대한 우리나라의 입장은 해당 국내 전문위원회에서 회의 또는 서면투표 등을 통해 참가 이전에 합의하게 된다. 국내 전문위원회의 모든 위원이 국제회의에 참석할 수 있는 것은 아니므로, 지명된 대표는 합의된 우리나라의 입장을 국제회의에서 제시할 책임을 갖게 된다. 회의가 없는 기간에는 ISO 및 IEC에서 우리나라를 대표하는 국가기술표준원이 공식적인 의사전달 창구 기능을 담당한다.

▌산업표준화법과 한국산업표준규격 Ⓚ

한국산업표준규격KS; Korean Industrial Standards은 〈산업표준화법〉에 의하여 제정된 산업표준을 말한다. 〈산업표준화법〉은 1961년 〈공업표준화법〉으로 공포된 이후, 1992년에 〈산업표준화법〉으로 개정되었다. 한국산업표준규격 제정을 위한 산업표준심의회의 구성 및 의결을 비롯해 제정과 인증에 관한 사항을 포함한다. 보건의료정보 전문위원회에서 개발된 원안(국제표준의 KS 부합화를 위한 원안 및 신규 KS 제정안)이 한국산업표준으로 제정되기 위해서는 정보산업기술심의회를 통과하여야 한다. 한국산업표준의 확정 절차는 [표 3-4]와 같다.

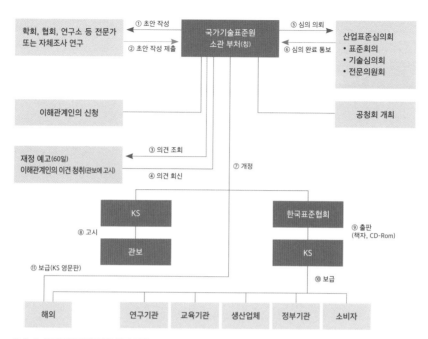

표 3-4. 한국산업표준(KS)의 확정 절차 [출처: 국가표준인증통합정보시스템.]

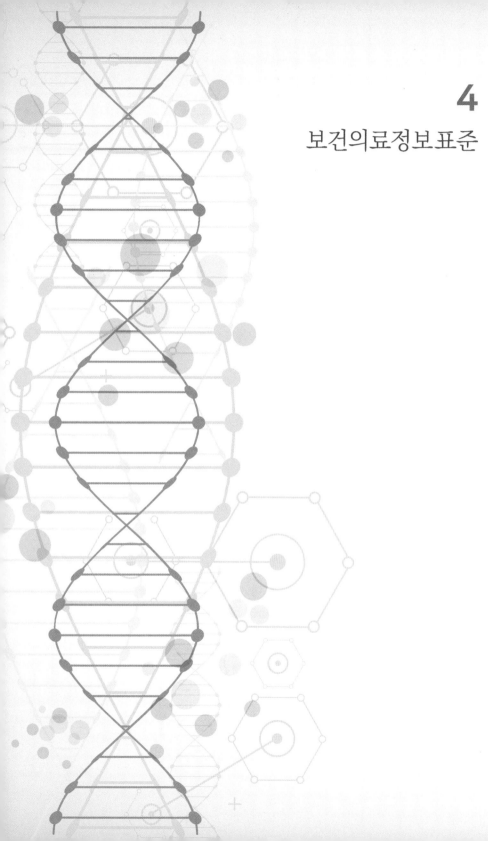

4

보건의료정보표준

I 보건의료정보표준 개요

필요성

개인에 대한 데이터는 출생 이전부터 여러 기관(병원, 검진기관, 보건소, 약국 등)에서 생성된다. 성장하면서 하나의 질병으로 여러 병원에서 진료를 받는 경우가 빈번하므로 의료기록은 여러 병원에 흩어져 있기 마련이다. 한 병원에서 줄곧 진료받는다 하더라도 다양한 증상과 질병으로 인해 복수의 진료과에서 진료받으면 데이터가 효과적으로 통합되지 못한다.

이런 맥락에서 표준화되지 않은 보건의료데이터는 개인의 건강에 대한 체계적인 스몰데이터로 활용하는 데 한계가 있다. 정보의 연계성 결여로 인해 여러 기관에서 다년간 집적된 (빅)데이터라 하더라도 호환되지 못하기 때문이다. 인구집단의 건강 수준을 측정하는 자료로도 활용하기 어렵다. 의료인과 병원의 입장에서 보면 산재된 정보에 대한 접근성이 낮고, 접근한다 하더라도 정확한 의미 해석이 어려워서 환자안전과 양질의 의료서비스를 위해 활용하기 쉽지 않다. 기업에서는 다양한 비즈니스 창출이 힘

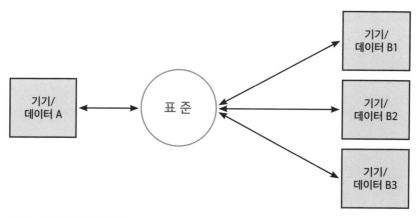

표 4-1. 보건의료정보표준의 역할

들며 개인 맞춤형 웰니스서비스, 의료클라우드 기반 맞춤형 건강서비스 제공에 걸림돌로 작용한다.

　표준은 상이한 데이터를 하나의 기준으로 연결해서 정확한 해석을 가능하게 하는데, 이는 데이터의 연결로 의미 있는 정보가 만들어지기 때문이다. 앞서 열거한 개인 의료데이터의 연결에 대한 필요성은 또한 표준화의 필요성을 보여준다.

정의

　보건의료정보표준이란 보건의료정보시스템 간의 의사소통을 지원하는 기준을 뜻한다. 보건의료에서 사용하는 모든 종류의 데이터 및 정보의 처리기준을 합의를 통해 약속하고 준수함으로써 시스템 간 상호운용성을 보장한다. 의료정보표준은 정보의 정확한 전달을 통해 환자안전을 도모하고, 보건의료통계 산출과 보건서비스에 관한 임상연구를 지원한다. 다양한 표준의 종류 중에서 시스템의 정확한 소통을 지원하는 용어체계로는 ICD, UMLS, SNOMED CT, LOINC 등이 있다. 의료용어에 대한 표준인 표준 용어는 전자의무기록이나 전자건강기록상에서의 의미를 맥락에 맞게 표현하기 위한 정보모델로 진화했다. 상세임상모델인 DCM을 포함한 정보모델은 서식의 항목들에 대한 논리적 데이터의 집합체다. 이 논리적 집합체들이 하나의 문서 형태로 표현된 것이 CDA 표준들이다. 문서표준들은 정보를 표현한다는 의미에서 정보모델로 분류되며, 전자건강기록의 기능 표준화는 유용성을 높이는 수단이 된다. 기능모델functional model들은 시스템 수준에서 기능적 요구 사항을 제시하는 표준이다. 진료 과정에서는 의료진들이 부족한 지식을 전달하기 위한 지식모델들이 존재하는데, 지식 지원을 위한 표준으로 아덴 신택스Arden Syntax 등이 사용된다. 의료영상의 표준적인 표현과 전달을 위한 표준으로는 DICOM이 있다. CDISC는 임상시험과 의학연구 목적으로 사용되는 표준 템플릿을 정의한다.

범위

보건의료정보표준화의 범위는 환자의 증상을 기술하는 용어 및 기호, 환자의 증상에 대한 처치나 수술 등 행위에 대한 용어, 용어의 구조와 내용이 체계적으로 정리된 참조모델, 진료기록의 서식 항목, 메시징 방법, 통신 프로토콜, 정보 보안, 인터페이스 요구 사항 등을 포함한다. 즉 의료행위를 나타내는 용어, 데이터 구조부터 진료기록서식 그리고 이에 필요한 프레임워크 등을 약속된 형태로 표현한다.

┃공식표준화기구

ISO/TC 215

ISO/TC 215(보건의료정보)는 보건의료 분야의 모든 활동을 지원하기 위해 건강 관련 데이터·정보·지식의 확보와 교환 및 사용을 촉진하는 표준화기구다. ISO/TC 215는 의료정보의 호환성 보장을 위해 아키텍처, 프레임워크 및 모델(작업반 1), 기기·시스템의 통신과 호환성(작업반 2), 표준용어 관리(작업반 3), 정보 보안과 보호(작업반 4), 약품용어표준화 및 약품 비즈니스(작업반 6) 표준을 개발 중이다. 건강 카드(작업반 5)는 표준화 작업이 종료되었다. 2019년 기준으로 약 192종의 표준이 발간되었으며, 50종의 표준이 개발 중에 있다.

ISO/TC 215는 ISO/TC 249(전통의학), IEC/62(의료용 전기 기기), '표준개발 협력을 위한 작업반Joint Working Group'을 운영하고 있다. 또한 2019년 신설된 SC 1(유전체정보)는 유전정보에 관한 표준 개발을 담당하며 한국이 간사국을 맡고 있다.

ISO/TC 249

ISO/TC 249(전통의학)는 2009년도에 중국이 제안해서 설립된 중의학 관련 기술위원회로 ISO/TC 215와 Joint Working Group 1에 참여하고 있다. TC 249 작업반 1은 한약재 및 전통 공정의 품질 및 안전성을 다룬다. 작업반 2는 한약 제품의 품질 및 안전성을, 작업반 3은 침과 침의 안전한 사용에 대한 품질 및 안전성을, 작업반 4는 의료기기의 품질 및 안전성을, 작업반 5는 용어 및 의료정보를 각각 다룬다.

ISO/TC 212

ISO/TC 212(진단검사 및 체외진단시스템)는 진단검사 및 체외진단 의료기기의 표준화를 담당하는 기술위원회다. 즉, 진단검사의학 및 체외진단 테스트시스템 분야의 표준을 개발하며 사전 및 사후 분석 절차, 분석 성능, 실험실 안전, 참조시스템 및 품질 보증을 포함한다. 다른 기술위원회와 기능 중복을 피하고자 ISO/TC 176에서 다루는 일반적인 품질 관리 표준, ISO/TC 210에서 다루는 의료기기의 품질 관리 표준, 참조 물질에 관한 ISO 위원회인 REMCO에서 다루는 참조 물질 지침, ISO 적합성평가위원회인 CASCO에서 다루는 적합성 평가 지침은 업무 범위에서 제외한다.

IEC/TC 124

IEC/TC 124(착용형 스마트 기기)는 인체에 착용하는 제품의 안전성을 보장하기 위해 2017년 2월 한국 주도로 신설된 표준화기술위원회다. 착용형 스마트 기기는 신체에 부착되거나 삽입된 상태로 개인 맞춤형 서비스 제공이 가능한 기기, 장비, 애플리케이션을 포함한다. 또한 착용형 전자기기가 소형화되면서 인체에 직접 닿거나 휴대하는 제품(스마트폰, 이어폰, 스마트 시계, 목걸이 등)의 전기적 안전성과 정보의 정확성 평가에 관한 기준을 다룬다. 발열 감지, 운동량 측정, 낙상 예방, 부정맥 진단, 수면 관리 목적의 제품들은 몸에 장기간 부착해서 사용되므로 전자파 위해성, 배터리의 내구성 등이 표준화 대상에 포함된다. 착용형 기기에서 발생하는 전기신호 및 영상과 데이터 표준화를 위해서는 IEC/TC 124와 ISO/TC 215의 표준화 협력이 필요하다.

IEC/TC 62

IEC/TC 62(전자의료기기)에서는 의료장비에 사용되는 전기 장비, 전기시스템, 소프트웨어, 환자나 운영자 및 환경에 미치는 영향에 관한 국제표준을 출판한다. 방사선, 데이터 보안, 데이터 무결성, 데이터 개인정보보호를 포함한 안전과 성능에 중점을 두고 각 국가의 규제정책 마련에 기여하고 있다. 실제로 IEC/TC 62에서 발간된 표준은 각국에서 의료용 전기기기의 안전성, 위험 관리, 평가 방법의 기준으로 채택되었다.

ITU-T SG 16

ITU-T SG 16(이헬스)은 다양한 ITU-T SG에 걸친 관련 연구의 조정을 포함하여 멀티미디어 코딩, 시스템 및 애플리케이션에 대한 ITU 표준화 작업을 주도하는 그룹이다. 유비쿼터스 및 사물인터넷 응용 분야의 선두 연구 그룹이기도 하며, 전자건강 및 인터넷 프로토콜 텔레비전IPTV의 표준화를 담당하고 있다.

ITU-T SG 16의 보건의료 분야 표준화 활동은 의료인공지능에 관한 포커스 그룹FG-AI4H 운영, 이헬스e-health 표준화 로드맵 개발, 개인건강시스템의 호환성을 위한 원격의료와 이헬스 표준 개발로 구분된다.

I 사실상표준화기구

HL7 인터내셔널

Health Level 7 인터내셔널 또는 HL7 인터내셔널은 미국표준협회ANSI에서 인정한 표준개발기구SDO로 55개국 이상에서 참석한 표준 전문가들의 참여와 합의에 기초해 보건의료정보 분야의 표준을 개발하는 비영리기관이다. Health Level 7 인터내셔널에서 'Level 7'은 ISO가 정의한 OSIOpen Systems Interconnection의 커뮤니케이션모델 중 최상위 레벨인 애플리케이션을 뜻한다. 연도별로 변동은 있지만 의료정보시스템 개발업체를 대표하는 500개 기업과 2,300여 명의 회원이 활동 중이다.[69] 1987년에 설립된 HL7 인터내셔널은 현재 30개국이 넘는 곳에 지부가 설치되어 운영되고 있다. HL7 인터내셔널은 의료서비스의 전달과 평가, 임상진료 관리를 지원하기 위한 전자의료정보의 교환·통합·공유와 검색을 위한 표준들과 포괄적인 프레임워크를 개발해왔다.

HL7에서 개발된 상당수의 표준은 ISO/TC 215에 상정되어 ISO 표준이

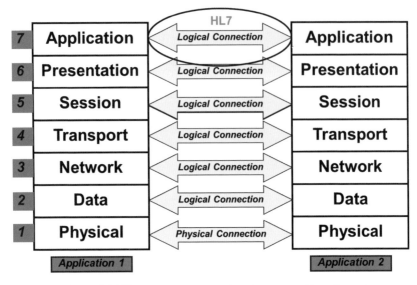

그림 4-1. HL7의 표준 개발 영역 [출처: John Quinn. 2014. "Introduction to Health Level Seven International(HL7) Organization & Process Orientation". *HL7 International CTO.*]

된다. 사실상표준화기구에서 개발한 사실상표준이지만, 유럽 지역 보건의료정보표준화기구인 CEN/TC 251에서 개발된 표준 역시 ISO에서 발간하는데, ISO에서 발간하면 공식표준화기구에서 개발한 공식표준이 된다. 이는 사실상표준화기구에서 개발된 표준의 국제 규격화를 통한 조화와 통일을 유지하기 위한 전략이다.

현재 지구상에서 가장 많이 사용하고 있는 보건의료정보표준은 HL7 인터내셔널에서 개발한 것이라 해도 과언이 아니다. HL7 인터내셔널의 대표적 표준으로는 메시징 표준인 Version 2v2, Version 3v3, FHIR, 정보모델 표준인 참조정보모델Reference Information Model, RIM, CDA, DCM, 임상지식의 공유를 촉진하고 임상의사결정시스템의 개발을 지원하는 논리모듈Medical Logic Modules 기반의 아덴 신택스 등이 있다.

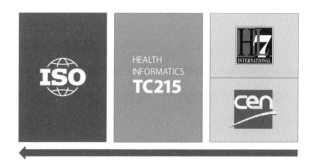

그림 4-2. HL7, CEN/TC 251, ISO/TC 215의 관계

IEEE

IEEE가 개발한 의료관계표준인 IEEE 11073은 이헬스 지원용 표준 시리즈다. IEEE 11073 시리즈는 개인용 건강기기와 의료현장에서 사용되는 의료기기의 데이터 통신을 지원하는 여러 표준을 포함한다. 이는 정보 처리의 상호운용성을 향상하고, 병원 프로세스를 간소화하여 비용 및 오류를 줄이며, 궁극적으로는 치료의 효율성을 확보하기 위해 개발되었다. 또한 개인건강관리용 기기 및 의료용 기기는 환자의 개인정보보호와 보안을 위해서 적절한 메시지 래핑wrapping 기술을 사용할 것을 포함하고 있다.[70]

W3C

W3CWorld Wide Web Consortium는 월드와이드웹을 위한 표준을 개발하고 장려하는 국제 컨소시엄으로 1994년 10월 설립되었다. W3C에서는 웹의 모든 잠재력을 이끌어내기 위한 가장 기본적인 웹 기술을 '웹 호환성'이라고 전제하는데, 이는 어떤 소프트웨어나 하드웨어에서도 웹에 접근할 수 있어

야 한다는 의미다.

W3C가 배포하는 웹 언어와 프로토콜 표준 중 의료정보표준에서 가장 활발히 사용되고 있는 것은 XML이다. XML은 컴퓨터가 자료를 읽어내고 항목별로 정리하는 데 활용할 수 있는데, XML은 현재의 전자의무기록 데이터 구조와 HL7 인터내셔널 표준을 이해하기 위해 반드시 필요한 지식이다.

┃표준용어

필요성

'용어'란 특정 주제 영역의 개념, 명칭 및 개념 간 관계들의 집합이다.[71]
개념은 특정 '아이디어'를 말하며, 이 개념은 컴퓨터가 읽을 수 있는 코드
(유일한 식별자)로 표현된다. 코드는 사람 간 의사소통과 컴퓨터시스템 간 정
보 교환에 이용된다. 용어는 하나의 개념에 대한 다양한 표현(동의어)을 포
함한다. 종이 및 전자의무기록은 환자 상태, 치료 및 임상결과 등에 대한
기록으로, 다양한 의학용어 및 일반용어의 집합체인 셈이다. 의무기록은
라틴어, 영어, 한글, 한문으로 기록되고 입력되며 의료진 외에도 영양사,
사회복지사 등 다양한 부서와 직종들이 작성에 참여한다. 이 과정에서 하
나의 사건에 대해 여러 작성자가 다양한 작성 방식으로 기술하게 된다.

의료정보는 여러 목적으로 활용되기 때문에 의학용어 및 의료용어의 표
준화는 다양한 의료참여자 간 정확한 의사소통을 보장하기 위해서 매우 중
요한 전제 조건이다. 의학용어가 임상현장에서 의료용어로 사용될 때 정확

한 정의가 필요한 이유다. 맥락에 따라 달라지는 의료용어의 의미 역시 정밀하게 규정되어야 한다. 의료용어로 표현된 의료정보는 1차적으로는 환자의 생명과 안전에 결부된 문제이기 때문에 용어의 표준화는 아무리 강조해도 지나치지 않는다. 예를 들어 'color'는 비뇨기과에서 소변 색깔을 의미하지만, 피부과에서는 피부 색깔을 이야기한다. 산부인과에서 'cord' 는 'umbilical cord(탯줄)'일 가능성이 크지만, 정형외과에서 'cord'는 'spinal cord(척수)'를 뜻할 가능성이 크다. 이처럼 같은 용어도 진료과별로 다른 의미로 사용될 수 있다. 병원, 시스템, 사용자별로 발생하는 이러한 모호성을 해소하고, 명확한 해석의 기준(참조용어/표준용어)을 제공하는 것이 표준용어체계의 목적이다. 용어로 정리된 의료정보는 1차적으로는 진료 목적으로 사용되지만, 2차적으로는 적법한 절차를 거쳐 외부 시스템으로 전송되기 때문에 그 의미의 정확성을 변동 없이 유지하는 것이 매우 중요하다.

필요조건

'ISO/TS 17117:2002, Health informatics—Controlled health terminology—Structure and high-level indicators'는 의료 분야의 표준용어체계가 갖추어야 할 기본 구조와 관리적 요건을 다룬 표준이다. 또한 표준용어의 정의, 요건, 평가 방법을 제안하므로 개발용 및 평가용으로도 활용된다.* 표준용어의 요건은 다시 일반적 지표, 구조적 지표, 유지에 관한 지표로 나뉜다. 여기서는 핵심적인 지표 위주로 살펴보기로 한다.

---

* 모든 기술명세서(TS)는 5년 단위로 체계적 리뷰 과정을 통해 개정되는데 ISO/TS 17117은 현재 개정되지 않아 철회된 상태다.

General Indicators		
01 Concept-orientation	01-01 Non-redundancy	
	01-02 Non-ambiguity	
	01-03 Non-vagueness	
	01-04 Internal consistency	
02 Purpose and scope	02-01 Coverage	
	02-02 Comprehensiveness	
03 Mapping		
04 Systematic definitions		
05 Formal definitions		
06 Explicitness of relations		
07 Reference terminologies		
08 Atomic reference terminologies		
09 Colloquial terminologies		

표 4-2. 표준용어의 요건(1): 일반적 지표 [출처: ISO 표준.]

개념 중심

'개념'이란 특정화된 대상을 표현하는 생각의 단위로 정의되며, 더 이상 나눌 수 없는 최소 단위의 명칭이다. 이 최소 단위의 명칭은 4가지 하위 요소로 구성된다. 먼저 하나의 개념은 다른 개념과 중복되지 않고, 개념을 특정화해서 표현하기 때문에 다른 개념과 혼동을 일으키지 않기 위해서 모호하지 않아야 하며, 의미 없는 내용을 포함하지 않아야 한다. 또한 단일 개념은 용어체계 내 일관성을 갖춰야 한다.

목적과 범위

목적과 범위는 다양한 사용 사례에 맞게 설계되어야 함을 의미한다. 용어체계는 진료 시 임상관찰 내용의 입력을 통한 전자의무기록 작성, 특정 질환의 외부 보고 목적(전염병 예방법에 의한 콜레라 등 발생 신고), 특수 질환의 등록 목적(희귀 난치성 질환, 암 등), 청구나 통계 및 연구 목적 등으로 활용된다. 지원 목적과 범위가 분명하더라도 필요한 용어가 없는 경우가 발생한다. 용어는 살아 있는 유기체와 같아서 새로운 현상을 반영하는 등 지속적인 갱신 과정이 요구된다. 신종 질환이나 수술을 비롯한 진단 및 치료 기법이나 기기 등에 대한 묘사가 필요하고, 이것이 반영되지 못하면 포괄성이 낮은 용어체계가 된다. 다양한 사용 사례에 필요한 용어들을 단일 용어체계가 성공적으로 지원하기란 쉽지 않다. 이것이 각 용어체계마다 사용 목적과 제공 범위를 명시하는 이유다.

용어들은 다양한 기관이나 단체에 의해 고유한 목적(임상관찰, 진단검사, 영상검사, 간호, 청구, 보건 등)으로 생겨나고 발전되어왔기 때문에, 사용자는 목적과 범위에 맞는 용어체계를 선택해야 한다.

매핑

의료 분야 표준용어체계는 각기 다른 형태로 구성되어 있다. 개념을 일정 규칙을 따라 구분한 도메인 혹은 클래스, 도메인 및 클래스의 계층 구조, 개념을 컴퓨터가 구분하기 위한 '식별자'의 형식, 개념 간 관계를 나타내는 표현 방식 등 각기 다른 구성 요소의 집합을 말한다. 다양한 용어체계들을 통합적으로 활용하기 위해서는 용어체계 사이의 연결이 필요하다. 매핑Mapping은 상이한 개념 간 비교와 연결을 통해 의미의 구분과 소통을 가능하게 한다. 한 용어체계 내에서 단일 개념은 복수의 동의어와 연결되는데, 매핑 시 의미는 같지만 문자가 다른 동의어가 있고, 문자는 같아도 맥락에 따라 그 의미가 다른 경우가 있으므로 유의해야 한다. UMLS_{Unified Medical Language System}는 매핑된 용어체계가 많은 대표적인 어휘집이다.

체계적인 정의

표준용어의 구조적 지표는 ① 원자 ② 둘 이상의 원자 개념이 합쳐진 조합 용어 ③ 조합 용어의 두 종류인 선조합_{Pre-Coordination}과 후조합_{Post-Coordination} ④ 근간이 되는 개념 ⑤ 개념의 확장과 의미 변경 역할을 하는 수식자와 변경자 ⑥ 콘텐츠의 정규화 ⑦ 의미의 정규화 ⑧ 복수의 계층 구조 허용 ⑨ 조회의 일관성으로 구성된다.

표준용어의 유지를 위한 조건으로는 ① 맥락과 무관한 식별자_{identifier} ② 식별자의 영구성 ③ 버전 관리_{version management} ④ 중복성을 걸러내는 메커니즘 ⑤ 언어 독립성 ⑥ 사용자의 요구 사항에 대한 대응성을 포함한다.

컬럼비아대학교 시미노 교수는 표준용어체계가 갖추어야 할 조건을 다음과 같이 정의했다.[72] 표준용어체계는 '개념'을 중심으로 대표어 및 동의어 관계를 정리하는 개념 기반_{concept orientation}, 코드화된 개념의 의미가 불변하는 개념의 영속성_{concept permanence}, 각 개념이 갖는 의미의 고유성_{non-ambiguity}을 가지는 것, 용어의 각 버전은 명확하게 관리되고 유일한 번호를 부여 explicit version identifiers, 개념은 하나 이상의 개념의 하위 요소가 될 수 있고 복수의 계층 분류가 가능한 다중 계층_{poly-hierarchy}, 컴퓨터로 처리 가능한 형식적 정의_{formal definition}, 다양한 세분화 정도_{multiple granularities}, 다양한 일관된 뷰_{multiple consistent views}, 맥락의 표현_{representing context}, 중복의 인식_{recognize redundancy}을 포함한다. ISO/TS 17117에서 제시한 표준용어의 요건들과 표준의 상세 수준은

Structure of Terminology Model			
01 Terminology Structures			
02 Compositional terminologies	02-01 Compositionality	02-01-01 Atomic concept	
		02-01-02 Composite concept	02-01-02-01 Pre-coordinated concept
			02-01-02-02 Post-coordinated concept
		02-01-03 Types of atomic and pre-coordinated concepts	02-01-03-01 Kernel concept
			02-01-03-02 Modifiers and qualifiers
03 Normalization of content			
04 Normalization of semantics			
05 Multiple hierarchies			
06 Consistency of view			
07 Explicit uncertainty			
08 Representational form			

표 4-3. 표준용어의 요건(2): 구조적 지표 [출처: ISO 표준.]

Maintenance	
01 Context free identifiers	
02 Persistence of identifiers	
03 Version control	03-01 Coverage
	03-02 Comprehensiveness
04 Recognize redundancy	
05 Language independence	
06 Responsiveness	

표 4-4. 표준용어의 요건(3): 유지 지표 [출처: ISO 표준.]

다르지만 공통 내용을 포함하고 있음을 알 수 있다.

표준용어와 전자건강기록

표준용어는 주제 영역(임상증상, 질병진단, 진단검사, 의료영상 등)별로 개발되었다. 하나의 표준용어가 모든 주제 영역을 포괄하지는 못하고, 동일한 주제 영역별로 상호경쟁하거나 상호보완적이다. 표준용어의 선택이 사용 사례에 따라 달라지는 이유다. 현재 국제적으로 가장 많이 사용되고 있는 용어체계로는 ICD, SNOMED CT, UMLS, LOINC가 있고 측정 단위로는 UCUM이 있는데, 우리나라는 KOSTOM, ICD의 한국어 버전인 KCD를 표준으로 사용하고 있다.

표준용어의 선택은 사용자의 몫이다. 이것이 도메인별 용어의 의미적 등치를 확보하기 위한 매핑이 활발한 이유이기도 하다. 진료 목적으로 생성된 정보는 청구, 연구, 통계, 질병 감시용으로 2차 활용된다. 복수의 시스템과 다수의 사용자에 의해 저장 및 전송되므로 표준이 없으면 사용자와 시스템별로 용어의 임의 해석에 따른 문제가 필연적으로 발생하게 된다.

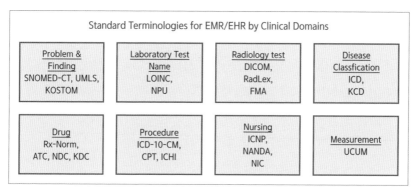

표 4-5. 전자의무기록 및 전자건강기록 작성에 사용되는 표준용어체계와 표준분류체계

용어	진료과	진단명	예방접종 처방	과거력	추정 진단(R/O)
폐렴	호흡기내과	○			
폐렴	소아청소년과		○		
폐렴	감염내과			○	
폐렴	검진센터				○

표 4-6. 동일 용어의 다른 의미

의료에서는 특정 용어가 문자적으로는 동일하더라도 '진료과'와 '사용자의 의도'에 따라 다른 뜻으로 사용되기 때문이다. 진단명을 예로 들면 같은 '폐렴'이라도 호흡기내과에서는 최종 진단명으로, 소아청소년과에서는 폐렴 예방접종에 대한 의사의 처방으로, 감염내과에서는 폐렴의 과거력을 의미할 수 있다. 만약 이를 유일한 코드로 시스템에서 구분하지 않고 동일 개념으로 처리한다면 정확하지 않은 데이터가 축적되게 된다. 용어가 어떤 시스템에서도 의미의 왜곡이나 손실 없이 정확한 의미로 전달되기 위해서는 반드시 용어의 표준화가 필요하다.

| 표준분류체계

세계적으로 사용되고 있는 분류체계는 세계보건기구에서 배포하고 관리하는 국제분류체계다. 흔히 WHO-FIC_{WHO Family of International Classification}라고 불리며, 국제질병사인분류ICD, 국제의료행위분류ICHI, 국제기능장애건강분류ICF, 국제종양학분류ICD-O로 구성된다. WHO-FIC는 건강 지표 수집, 의료자원 소모량 측정, 지역과 국가 간 보건 지표의 산출과 비교 목적으로 사용된다.

ICD

국제질병사인분류인 ICD_{International Classification of Diseases}는 세계보건기구에서 보급하고 전 세계에서 사용하고 있는 진단명 분류체계로, 질병 원인과 이환 및 사망 원인을 유사성에 따라 그룹화하고 분류한다. 또한 의료 질과 환자안전 및 1차의료 지원 등 다양한 활용 사례를 고려해서 개발되었다. 국제적으로 통용되는 단일 코드를 보급하므로, 각 국가와 세계보건기구는 ICD

를 이용해서 질병 발생률 및 유병률 통계를 산출함은 물론, 자원배분 계획을 세울 때 활용한다. 한국은 ICD를 한국어로 번역한 KCDKorean Classification of Disease를 사용하고 있다. 그럼에도 불구하고 임상에서 사용되는 상세하고 다양한 환자데이터를 ICD로 표현하기엔 부족한 부분이 있다. 이런 한계 때문에 국가나 개별 기관에서는 ICD에서 제공하지 않은 진단명이나, 더욱 상세한 추가 정보 기재를 위해서 확장코드를 사용하거나 자국어 버전으로 확대 및 발전시켰다. 또한 해당 국가의 고유 언어로 번역해 사용하기도 한다. ICD는 현대의 세분화된 진단 기술에 비해 상대적으로 단순한 코드체계다. 현재 사용되는 버전은 ICD-10이고, ICD-10-CMClinical Modification은 진단, ICD-10-PCSProcedure Coding System은 처치 분류에 사용한다. 질병분류체계다 보니 질병에 이르게 된 자세한 임상경과와 주관적 호소, 가족 요인(가족력) 등을 기술하려면 별도의 임상용어체계가 필요하다.

1. ICD-10

ICD-10은 질병 및 손상 원인별 분류가 가능한 22장으로 구성되었고 알파벳과 숫자가 결합된 코드(예: J 18.9)를 사용한다. 질병코드를 부여하고 보험청구의 근거로 사용하며, 수정 또는 확장 버전을 사용하는 경우도 있다.*

2. ICD-11

세계보건기구는 2018년 6월 18일, 국제질병사인분류 차기 버전인 ICD-11을 공개했다. 2019년에는 ICD-10의 업데이트 버전인 ICD-11이 보급되었고, 2022년부터 의료기관에서 활용될 예정이다.[73]

기초는 ICD를 구성하는 모든 요소를 일컫는다. 객체는 질병명 또는 진

---

* 예를 들어 ICD-10-AM은 ICD-10의 오스트레일리아 수정 버전(Australian Modification)이다.

번호	범주
01	특정 전염성 또는 기생충 질환
02	신생물
03	혈액 또는 혈액 생성 기관의 질병
04	면역계통의 질병
05	내분비, 영양 또는 대사질환
06	정신적·행동적 또는 신경발달장애
07	수면장애
08	신경계통의 질병
09	시각기관의 질병
10	귀 또는 유양돌기의 질병
11	순환기계의 질환
12	호흡기 질환
13	소화기관의 질병
14	피부의 질병
15	근골격계 또는 결합조직의 질병
16	비뇨생식기 질환
17	성 건강과 관련된 질병
18	임신·출산 또는 산후
19	산전 기간에 발생하는 특정 조건
20	발달이상
21	다른 곳에 분류되지 않은 증상·징후 또는 임상소견
22	외상에 의한 상해·중독 또는 다른 결과
23	이환 또는 사망의 외부 원인
24	의료서비스를 접촉하거나 건강 상태에 영향을 주는 요인
25	특수목적코드
26	전통의학 증상-모듈 I
V	기능 평가를 위한 보충 섹션
X	확장코드

표 4-7. ICD-11MMS(2018)의 코드 구조 [출처: ICD 홈페이지.]

Term	Translation
① 기초(Foundation)	Everything in ICD
② 객체(Entity)	Thing in foundation(rubric)
③ 선형화(Linearization)	Classification-Tabular list
④ 줄기코드(Stem Code)	Category(mostly 'dagger')
⑤ 확장코드(Extension code)	Additional information

표 4-8. ICD-10과 ICD-11의 차이 [출처: 김석일. 2018. 〈국제질병사인분류(ICD) 개발 현황 및 발전 방향〉.]

단명으로 해석될 수 있다. 선형화는 'Foundation'을 분류해놓은 것을 일컫는다. 줄기코드는 목록을 말하며, ICD-10의 칼표 표기(†)와 유사한 기능을 한다. 확장코드는 왼쪽 또는 오른쪽 등 자세한 정보를 표현하기 위한 요소다.

ICD 일부 항목의 용어는 하나의 질병명에 병의 원인과 증상에 따른 이원 분류가 되어 있다. 이원 분류가 되어 있을 때 앞에는 병인을 칼표 표기(†), 뒤에는 증상 및 해부학적 부위인 별 표기(*)가 되어 있다. (예: 포트 병Pott's Disease A18.0† M49.0*)
포트 병은 척추의 결핵으로 인한 병명으로 병의 원인인 결핵(A18.0†)과 해부학적 부위의 증상인 척추 (M49.0*)를 의미한다. [출처: 통계청. 2003. 《한국표준질병·사인분류 제3권》.]

3. ICD-10과 ICD-11의 차이

ICD-11는 ICD-10에는 없는 다수의 상위 개념 지정이 가능하다. 이는 하나의 진단명 코드를 다양한 각도에서 분석할 수 있다는 의미다. 또한 질병에 걸려 있는 상태(이환) 및 주 진단명을 표기하기 위한 입원 사유, 퇴원

시 상태 평가를 포함한다. 또한 용어 표현의 확장성을 높이기 위해 후조합*
기능을 포함한다. 다양한 사용자의 의견 수렴을 위해 웹 플랫폼을 운영하고
있으며, ICD-11의 모든 내용은 웹서비스 API로 제공되고, 개별 의료기관
의 전자의무기록과도 연동된다. ICD-11 사용자가 코딩을 조회하고 분석할
수 있는 코딩 툴을 제공하며, 클러스터 코딩Cluster coding을 통해 하나의 증상을
좀 더 자세하게 표현할 수 있도록 지원하고 있다.**

ICD-O

국제종양학분류인 ICD-OInternational Classification of Oncology는 1976년에 처음
발표된 이래 신생물의 최종 분류체계로 국제적인 인정을 받았다. 전 세계
암 등록 기관에서 악성 및 생존율을 기록하는 데 사용되며, 생성된 데이터
는 암 관리, 연구 활동, 치료 계획을 알리는 목적으로 사용된다. ICD-O에
서 사용된 종양의 분류는 WHO/IARC 종양 분류 시리즈에 사용된 신생물
의 정의와 밀접하게 연관되어 있으며, 이는 최고 수준의 근거와 최신 지견
을 갖춘 전문가의 합의 그룹에 의해 수집된다. ICD-O는 종양을 묘사하는
두 개의 축(코딩시스템)으로 구성된다. 즉, 종양의 원발 부위(또는 장기시스템)
의 해부학적 위치, 악성 또는 양성과 함께 종양의 세포 유형(또는 조직학)을
설명하는 형태학적 코드다. 현재 사용되는 버전은 ICD-O-3 제3판으로,
2000년부터 이용되었으며 2011년 9월 WHO/IARC 위원회의 ICD-O-3
에 대한 승인에 따라 수정된 코드 및 용어***가 발간되었다.[74]

---

* 여러 개의 용어를 사용자가 조합해서 하나의 코드로 사용할 수 있도록 한 기능이다.
** ICD 내용은 2019년 현재에도 계속 변하고 있다.
*** ICD-O-3 첫 수정본은 인쇄본 및 온라인 버전으로 ICD-O-3.1이다.

ICF

국제기능장애건강분류인 ICF International Classification of Functioning 는 세계보건기구가 2001년 5월 제54차 총회에서 승인된 이후 세계적으로 사용되고 있는 건강과 기능장애에 대한 분류체계다. 2004년에 첫 한국어판이 발행되어 우리나라에서도 이를 활용하고 있다. ICF는 의학적·생물학적 측면과 아울러, 개인의 건강과 기능에 영향을 주는 사회적·물리적 환경 요인을 결합한 새로운 장애 개념으로 기능을 수행하고, 장애 분류에 다각적인 접근법을 제공하며, 건강과 관련된 광범위한 정보를 구분하는 준거다. 총 2부로 구성되며 각 부는 두 가지 요소로 이루어져 있다. 제1부의 기능 수행과 장애는 '신체 기능과 구조', '활동과 참여'로 구성되며 제2부 배경 요인은 '환경 요인', '개인 요인'을 포함한다.

I 표준임상용어체계

SNOMED CT

SNOMED CT_{Systematized Nomenclature of Medicine Clinical Terms}는 1965년 미국 병리학회에서 만든 SNOP_{Systematized Nomenclature of Pathology}에서 시작되었으며, SNOMED CT 인터내셔널이 배포와 관리를 담당하고 있다. SNOMED CT는 개념_{concept}, 기술_{description}, 관계_{relationships}로 구성된다. 약 400,000개의 개념이 19개 그룹으로 나누어져 있고 약 800,000개의 동의어가 포함되어 있으며 약 1,200,000개의 관계를 통해 계층화되어 있다.

	Descriptions	
FSN	myocardial infarction	preferred
SYN	Infarction of heart	acceptable
SYN	heart attack	acceptable
SYN	MI	acceptable
SYN	Myocardial infarct	acceptable

Concept

22298006

Relationships

Finding Site → myocardial structure (74281007)

Associated Morphology → infarction (55641003)

그림 4-3. SNOMED CT 구성 3요소(Concept, Descriptions, Relationships)의 예 [출처: SNOMED CT 홈페이지. http://browser.ihtsdotools.org.]

SNOMED CT의 속성(또는 관계 유형)은 개념의 의미를 나타내는 데 사용된다. 현재 개념의 의미를 정의하는 데 사용되는 속성은 50개 이상이다. SNOMED CT는 이미 정의된 단일코드인 선조합 기능과, 여러 코드를 조합하여 하나의 개념을 완성하는 후조합 기능을 제공한다. 후조합은 두 개이상의 SNOMED CT 식별자를 포함하므로 추가적인 세부 임상사항을 나타낼 수 있게 해준다. SNOMED CT 표현은 논리적인 방식으로 임상 아이디어를 표현하는 데 사용되는 하나 이상의 개념식별자의 구조화된 조합이다. 표현식은 SNOMED CT 표현 문법을 사용한다.

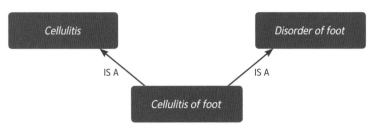

표 4-9. 개념, 동의어, 관계의 예 [출처: https://www.snomed.org.]

SNOMED CT는 현재 가장 많은 다중언어를 지원하며, 다른 표준용어(ICD-10, UMLS 등)와도 교차 매핑되어 있어서 임상정보를 표현하는 가장 포괄적인 용어체계로 평가받는다. 이런 이유로 2017년 기준 30개 나라가 SNOMED CT를 국가 차원에서 활용하고 있으나, 자국의 고유용어를 포함하거나 용어의 상세 수준을 확장한 수정 버전을 사용하는 회원국도 증가하고 있다. SNOMED CT는 검색기[75]를 통해 확인 가능하며, 한국은 일부 대학병원에서 전자의무기록 작성과 연구 목적으로 SNOMED CT를 활용하고 있다.

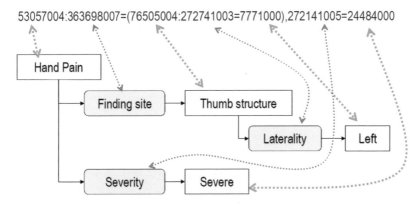

그림 4-4. SNOMED CT 후조합의 예 [출처: SNOMED CT 홈페이지. http://browser.ihtsdotools.org.]

UMLS

UMLS는 미국 국립의학도서관NLM에서 개발한 통합용어체계로, 컴퓨터 시스템 간의 상호운용성을 가능하게 하는 건강과 생물의학 어휘를 담고 있는 일련의 파일이자 소프트웨어다.[76] 주요 용도는 의학논문 검색, 의학연구 목적 등이지만 전자의무기록에서 데이터 생성과 활용을 위해서도 사용된다. UMLS는 미국 국립의학도서관 홈페이지에서 무료로 내려받을 수 있다. UMLS의 3가지 지식 소스는 다음과 같다.

• 메타시소러스Metathesaurus: CPT, ICD-10-CM, LOINC, MeSH, RxNorm 및 SNOMED CT를 포함한 많은 어휘의 용어 및 코드, 분류체계, 계층 구조, 정의, 기타 관계 및 특성이 있다.
• 시맨틱 네트워크: 동의어, 유사어, 번역 등 동일 개념의 그룹을 일컫는 것으로 광범위한 카테고리(의미론적 유형)와 그 관계(의미론적 관계), 개념들과 관련 범주, 그 범주 간 관계에 대한 정보다.

- SPECIALIST Lexicon, Lexical Tools: 메타시소러스 외의 용어로, 생물의학과 일반 영어의 통사 어휘집이다. 문자열 정규화, 어휘 변형 생성, 색인 생성 도구로 구성된다.

LOINC®

LOINC_{Logical Observation Identifiers Names and Codes}는 1990년 미국 인디애나대학교 리겐스트리프연구소_{Regenstrief Institute} 및 미국 국립의학도서관의 지원을 받아 클레멘트 맥도날드와 스탠리 허프가 개발한 진단검사 및 임상관찰에 관한 표준용어다. 진단검사와 임상관찰을 위한 관찰식별자 제공을 목적으로 1994년 진단검사용 LOINC_{Laboratory observations}를 개발하였고, 2년 뒤 임상관찰용 LOINC_{Clinical observations}의 개발을 완료했다. 진단검사용 LOINC(혈액검사, 화학검사, 혈청검사, 미생물검사 명칭 포함)와 임상관찰 LOINC(생체 징후, 혈류 역학, 심전도, 비뇨기과 영상)는 180여 개국에서 무료로 사용 중이며 LOINC는 임상서식지(경과기록지, 수술기록지 등) 식별용 코드도 제공한다. 우리나라는 국제적으로 사용되고 있는 LOINC를 자국 실정에 맞게 수정

Laboratory LOINC	Clinical LOINC
• Chemistry	• Vital Signs
• Urinalysis	• Hemodynamics
• Toxicology	• Fluid Intake/Output
• Microbiology	• Body Measurements
• Antibiotic Susceptibilities	• Operative Notes
• Immunology/Serology	• Emergency Department
• Molecular Genetics	• Respiratory Therapy
• Allergy testing	• Document sections
• Blood Bank	• Discharge Summary
• Surgical Pathology	• History & Physical

표 4-10. LOINC 구성 내용 [출처: LOINC 홈페이지. https://loinc.org.]

한 K-LOINC를 개발한 적이 있으나, 현재까지 적용 사례가 많지 않다.

LOINC는 진단검사 결과를 표현하기 위한 6가지 구성 요소와 약 90,000개의 개념을 포함하고 있으며, 리겐스트리프연구소는 매년 갱신 버전을 배포하고 있다.

LOINC의 6가지 구성 요소는 다음과 같다.

① Component: 헤모글로빈이나 포타슘과 같은 측정물 혹은 분석물의 명칭
② Property: 농축, 질량, 부피 등 관찰된 물질의 속성
③ Timing: 검체의 측정 시기 혹은 기간
④ System: 소변이나 혈청과 같은 검체 종류
⑤ Scale: 정량적·정성적 측정 여부
⑥ Method: 측정 방법을 의미하며 해당 결과의 식별 가능

LOINC의 6가지 구성 요소로 표현된 검사 결과의 실제 형식은 다음과 같다. 콜론(:)은 구성 요소를 구분하는 목적으로 표기된다.

· GLUCOSE^2H POST 100 G GLUCOSE PO:MCNC:PT:SER/PLAS:QN

	검사명	LOINC
병원 1	Anti-HBs	32019-2 Hepatitis B virus Surface AB
병원 2	Hep B Surface Ag Serology	32019-2 Hepatitis B virus Surface AB
병원 3	Hepatitis B Antibody-IgG	32019-2 Hepatitis B virus Surface AB

표 4-11. LOINC를 이용한 검사명 호환의 예 [출처: LOINC 홈페이지. https://loinc.org.]

2019년 현재 175개국에서 약 82,000명의 등록된 사용자가 진단검사 결과의 보고와 전송에 LOINC를 사용하고 있다. LOINC 웹사이트(https://loinc.org)에서 V2.66 CD-ROM 버전과 윈도우에서 작동하는 LOINC 매핑 도구인 RELMARegenstrief LOINC Mapping Assistant v6.25를 무료로 이용할 수 있다.

NPU

NPUNomenclature for Properties and Units는 유럽에서 사용되고 있는 진단검사의학 분야의 표준용어다. 미국에서 만들어진 LOINC와 마찬가지로, NPU는 유럽 지역에서 진단검사 결과를 전자건강기록시스템으로 전송하고, 구조화된 진단검사 결과를 저장하고 활용할 목적으로 사용된다. 또한 검사 결과의 표현을 위해 국제적으로 통용되는 명명법과 측정 단위를 제공한다.[77] 2018년에는 NPU와 LOINC 두 용어체계에서 사용되는 단위를 일치시키기 위한 작업을 ISO/TC 215와 함께 진행했으며, SNOMED CT 역시 NPU와의 매핑을 시도한 바 있다.

FMA™

FMAFoundational Model of Anatomy는 해부학 영역에 대한 참조 온톨로지reference ontology이며, 약 75,000개의 클래스와 120,000개 이상의 용어를 포함한다. 168개 이상의 관계 유형에서 210만 개가 넘는 관계 인스턴스가 FMA의 클래스를 일관된 모델로 연결하고 있다. FMA의 가장 포괄적인 구성 요소는 해부학 분류며, 해부학 분류의 클래스 대부분은 해부학적 구조다. 해부학적 구조는 분자, 세포, 조직의 일부, 장기 및 그 부분, 장기시스템 및 신체 부위를 포함한다. 혈액, 뇌척수액, 세포질과 같은 신체 물질의 일부는

해부학적 구조와의 관계로 정의되고 해부학적 구조와 관련된 공간, 표면, 선 및 점도 정의된다.[78]

해부학 온톨로지의 기초 모델은 다음 4개의 구성 요소를 포함한다.[79]

① 해부학적 분류체계anatomy taxonomy, AT: 해부학적 개체를 그들이 공유하는 특성과 서로 구별할 수 있는 특성에 따라 분류함.
② 해부학 구조 추상화: 해부학적 분류체계로 표현되는 개체들 사이에 존재하는 부분으로, 전체 및 공간 관계를 지정함.
③ 해부학 변환 추상화: 태아 및 생애주기 동안 해부학적 분류체계에 표현된 개체의 형태학적 변형을 지정함.
④ 메타인지: FMA의 다른 세 가지 구성 요소에 있는 클래스와 관계를 나타내는 원칙, 규칙 및 정의를 지정함.

FMEFoundational Model Explorer는 FMA 전용 브라우저로, 누구나 웹상에서 이용 가능하다.[80]

NANDA

NANDANorth American Nursing Diagnosis Association는 국제간호진단에 대한 정의 및 분류를 제공하는 용어로, 현재 11판이 발표되어 사용되고 있다. 11판에서는 간호사가 평가를 이해하는 데 필요한 중요한 정보를 제공한다. 또한 진단 및 임상추론에 대한 링크, 분류체계의 목적과 용도 등을 제공한다. 17개의 새로운 간호진단, 72개의 수정된 진단, 11개의 간호진단 라벨을 포함하며, 특히 위험진단을 포함해 대다수의 간호진단 정의를 수정했다.[81]

RxNorm

RxNorm는 미국에서 사용하는 약품용어체계로 UMLS 용어의 일부다. 미국 국립의학도서관에서 관리하며, 미국 FDA에서 승인한 약물만을 포함한다. RxNorm은 약품명, 성분명, 복용량 등 어휘 간 링크를 제공함으로써 동일한 소프트웨어 및 어휘를 사용하지 않는 시스템 간에도 메시지를 교환할 수 있게 한다.[82] 또한 First Databank를 포함한 다양한 약물 데이터베이스와의 연계를 통해 약국 관리 및 약물의 상호작용 파악에 도움을 준다. RxNorm에는 또한 미국 재향군인건강관리부의 NDF-RTNational Drug File-Reference Terminology가 포함되어 있다. NDF-RT는 작용 기전, 생리적 효과 및 치료 범주를 포함하여 임상약물 특성을 코딩하는 데 사용되는 용어다. 미국 국립의학도서관은 홈페이지에서 RxNorm 브라우저인 RaxNav을 제공한다.

ATC

ATCAnatomical Therapeutic Chemical Classification System는 세계보건기구가 개발한 코드체계로 의약품 분류와 통계 산출을 지원한다. ATC는 1976년에 처음 출판된 이후 세계보건기구 산하기관인 '의약품 통계 방법을 위한 세계보건기구 협력센터WHO Collaborating Centre for Drug Statistics Methodology, WHOCC'에 의해 관리되고 있다.[83]

ATC 분류체계에서 활성물질은 다섯 가지 수준의 계층 구조로 분류된다. 1단계는 14개의 주요 해부학·약리학 그룹이다. ATC 주요 그룹은 약리학적·치료적 그룹일 수 있는 2단계로 나뉘어 있다. 3·4 단계는 화학적·약리학적 또는 치료적 하위 집단이고, 5단계는 화학물질이다.

UCUM

통합코드 UCUMThe Unified Code for Units of Measure은 국제 과학, 공학 및 비즈니스에서 동시에 사용되는 모든 측정 단위를 포함하는 코드시스템이다. 또한 이 표준 단위는 의료 영역에서 사용되는 각종 부호를 포함하므로 단위 호환성을 위해서 사용된다. 즉, 단일화된 단위들을 이용하여 전자적 통신을 지원한다. UCUM은 'ISO 80000 표준' 2-14항에 명시된 지식 영역의 수량 및 단위에 대한 EDI 프로토콜을 지원한다.

name	kind of quantity	c/s	c/i	M	definition value	definition unit
inch	length	[in_i]	[IN_I]	no	2.54	cm
foot	length	[ft_i]	[FT_I]	no	12	[in_i]
yard	length	[yd_i]	[YD_I]	no	3	[ft_i]
stature mile	length	[mi_i]	[MI_I]	no	5280	[ft_i]
fathom	depth of water	[fth_i]	[FTH_I]	no	6	[ft_i]
nautical mile	length	[nmi_i]	[NMI_I]	no	1852	m

표 4-12. UCUM의 예 [출처: https://loinc.org/usage/units.]

모든 UCUM 내용은 LOINC의 배포기관인 리겐스트리프연구소 홈페이지(https://www.regenstrief.org)에서 무료로 내려받을 수 있다.

ㅣ표준정보모델

질병을 기술하는 방식은 병원별로, 사용하는 정보시스템별로 다양하다. 예를 들어 폐암이 의심된다는 의미로 'Suspected lung cancer'라는 진단 명을 표현할 때도 기관별로 다양한 표현 방식이 존재하는 것이다.

첫 번째로 의학적 문제와 진단에 대한 메타데이터가 병원마다 다르다. 진단명 사용에 있어서 표준용어코드를 사용하거나, 하위 데이터가 같은 의미라도 상위 데이터에 따라 다르게 해석될 수 있는 여지가 발생하는 이유다.

두 번째로 진단명 표기가 A 병원은 후조합multi code의 형태로, B 병원은 선조합single code과 후조합 혼합 형태로, C 병원은 선조합으로만 표현되어 활용 방법에서 차이가 있다. A 병원의 입력 방식은 추후 정확한 정보 활용에 효과적이고, C 병원의 방식은 사용자가 입력하기 편리한 장점이 있다. 그러나 A 병원 진료실에서 생성된 'Cancer', 'Lung', 'Suspect' 코드는 암종에 대한 모든 자료, 폐에 발생하는 모든 질환 통계, 확진되지 않은 모든 질병에 대한 검색 조건으로 추출 가능하지만, 'Suspected lung cancer'는 이미 정의된(선조합된) 단일 코드이기 때문에 검색 조건의 다양성을 제공하지 못한다.

세 번째로 진단명의 전개 순서에서 차이를 볼 수 있다. A 병원(질환, 부위, 확진 여부), C 병원(확진 여부, 질환, 부위)은 동일한 진단명을 시스템상에서 확연히 다르게 처리하고 있다.

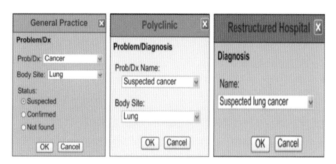

그림 4-5. 데이터 구조의 다양성(왼쪽부터 A 병원, B 병원, C 병원의 시스템) [출처: HL7 CIMI 그룹 자료.]

정보모델의 목표는 하나의 단일한 포맷(구조)을 강제하는 것이 아니라, 데이터 표현 양식의 다양성을 보장하되 표현 형식이 다르더라도 같은 의미로 해석할 수 있도록 호환 알고리즘을 포함한다.

정보모델을 지칭하는 용어는 다양하다. 환자에 대한 데이터와 정보를 표현한다는 뜻에서 '환자모델' 및 '환자정보모델', 진료기록의 내용을 상세하게 정의한다는 뜻에서 '상세임상모델DCM', 의료정보를 표현한다는 뜻에서 '의료정보모델' 등으로 불린다.

Two Level Modeling

표준정보모델은 'Two Level Modeling' 방식을 사용한다. 모델링에 필요한 모든 요소와 규칙이 집약된, 추상적 수준의 참조(정보)모델과 실제 병원정보시스템에서 사용할 목적으로 실용성을 고려한 DCM으로 나뉜다. DCM, 아키타입Archetype, CCM, CEM 모두 추상적 모델에서 정한 모든 규칙과 속성(객체, 카디널리티, 데이터 타입, 제약 조건 등)을 준수해서 개발된다. 참조(정보)모델로는 HL7에서 V3의 근간이 된 HL7 RIM, ISO 13606 RM이 있다.

HL7은 북미 위주로 발전해온 사실상표준화기구이지만 유럽도 적극 참여하고 있으며 HL7의 DCM 역시 유럽 표준CEN TC 251을 고려해서 만든 모델이다. ISO 13606은 호주, 영국에서 사용되는 아키타입을 유럽의 지역 표준으로 제정한 후, ISO 표준으로 만든 표준 시리즈다.

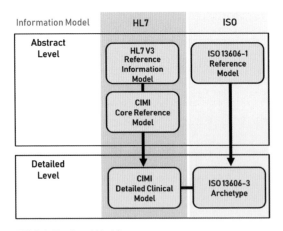

그림 4-6. Two Level Modeling

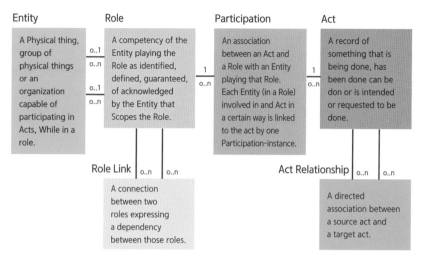

Entity

A Physical thing, group of physical things or an organization capable of participating in Acts, While in a role.

Role

A competency of the Entity playing the Role as identified, defined, guaranteed, of acknowledged by the Entity that Scopes the Role.

Participation

An association between an Act and a Role with an Entity playing that Role. Each Entity (in a Role) involved in and Act in a certain way is linked to the act by one Participation-instance.

Act

A record of something that is being done, has been done can be don or is intended or requested to be done.

Role Link

A connection between two roles expressing a dependency between those roles.

Act Relationship

A directed association between a source act and a target act.

그림 4-7. HL7 RIM 6 CORE CLASS [출처: HL7 홈페이지.]

HL7 V3 RIM

HL7 V3 RIMReference Information Model은 HL7 V3 표준의 토대가 되는 정보모 델이다. RIM은 교환되는 정보 간의 의미를 명확히 표현하기 위한 목적으 로 개발되었으며, 6개의 중심 클래스(사람, 동물, 기관 등을 의미하는 'Entity', 실행 또는 기록이 필요한 행위 'Act' 등)로 구성된다. RIM은 미국표준협회에서 승인한 표준이다.

ISO 13606 REFERENCE MODEL

호주 openEHR에서 개발한 아키타입은 이후 유럽 표준으로 제정되 었고, 유럽 표준에서 다시 ISO 표준으로 제정되었다. 'ISO 13606 파트 1-5'는 '전자건강기록의 커뮤니케이션'이라는 이름으로 아키타입 참조

모델 및 개발 원칙, 보안 규정 등을 포괄하는 국제표준이다. 'ISO 13606 REFERENCE MODEL'은 아키타입 개발에 필요한 모든 구성 요소와 규칙을 제공한다.

┃상세임상모델

상세임상모델인 DCMDetailed Clinical Model의 개념은 1970년대 스탠리 허프에 의해 개발되어 IHC에서 임상요소모델인 CEMClinical Element Model이라는 명칭으로 처음 의료정보시스템에 적용되었다. 현재는 호주, 영국, 미국, 한국, 네덜란드 등에서 임상문서 작성, 의사결정지원 목적으로 활용되고 있다. DCM은 입력화면 설계(플로차트, 각종 검사보고서, 질의 등), 컴퓨터와 컴퓨터 간 인터페이스, 핵심 데이터 저장과 재사용(알람, 피드백, 권고 등), 데이터베이스에 저장된 내용의 타당도검사, 임상의사결정의 로직 작성, 진료 시 의사결정을 돕는 참조 자료로 활용되고 있다.

현재 국제적으로 합의된 DCM은 CIMIClinical Information Modeling Initiative에서 배포하고 있다. CIMI는 독립적인 표준화 그룹이었다가 2016년부터 HL7 작업반 형태로 운영되고 있으며, 다양한 정보모델(CDA, 아키타입, CEN 아키타입)과의 의미적 호환성 확보를 위한 표준화 작업을 진행 중이다. DCM의 한 종류인 아키타입을 사용하고 있는 영국과 호주, 정보모델을 활용 중인 네덜란드, CEM을 개발한 미국, 임상콘텐츠모델인 CCM을 개발한 한국 외 여러 국가가 CIMI에서 DCM의 개발에 참여하고 있다. DCM은 의료정보업체들 간 상이한 용어와 데이터 구조 사용을 탈피해 공통용어 및 공통구조를 지향하여 완벽한 의미적 호환을 목표로 한다.

DCM은 임상자료를 정형화한 것으로 기술 독립적인 논리모델*이다. 정형화란 자료구조의 표준적 형태를 준수하는 것을 의미하며, 기술 독립적이란 특정 플랫폼, 모델링 언어, 애플리케이션에 종속되지 않는다는 뜻이다. DCM이 논리모델이라는 의미는 관계형 데이터베이스, 객체지향 데이터베이스Object oriented DB 등 물리적 데이터베이스를 강요하지 않는다는 뜻이다. 또한 DCM은 전자건강기록, 개인건강기록, 전자메시지, 데이터웨어하우스, 자료저장소 등 확장 분야가 제한되지 않는다. DCM의 3가지 속성(정형화, 기술 독립적, 논리모델)의 이식성을 보장하는 요건이다.

구성 요소 및 특성

DCM의 구성 요소로는 ① 임상개념 ② 임상개념을 식별하는 표준용어체계 코드(SNOMED CT, LOINC 등) ③ 임상개념 간의 논리적 결합 ④ 자료 형식Data type ⑤ 수치형 자료일 경우 측정값의 단위UCUM ⑥ 실제 측정값(120, 90) ⑦ 각 자료에 허용된 값의 범위(최소-최대) ⑧ 측정 허용 개수Cardinality ⑨ 부가적 정보 제공을 위한 수식자Qualifier ⑩ 제시된 값의 내용을 수정하는 수정자Modifier ⑪ 제약 조건Constraint ⑫ 시행자Actor 또는 ⑬ XML 등 마크업 언어markup language를 이용한 구문Definition Language with syntax 등이 있다.

---

* 논리모델이란 플랫폼과 독립적인 모델이며, 하나 이상의 특정 플랫폼에서 작동하도록 설계되었다. 이는 마치 FHIR 프로파일이 FHIR 코어에서 비롯되는 것과 비슷하다.

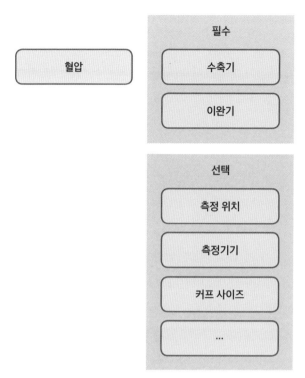

그림 4-8. 혈압 DCM의 예

   수축기 및 이완기 혈압과 같은 임상개념들은 일정한 계층 구조로 표현되며, 더 이상 분리할 수 없는 최소 단위 개념은 임의적 그룹핑을 통해 복잡한 상위 수준의 임상개념 표현이 가능하다.

   DCM의 특성은 임상에서 나타나는 다양한 개념의 포괄적인 표현이다. 즉 하나의 증상, 처방, 진단 등의 개념을 풍부하게 표현하기 위한 최대데이터세트_{Maximum Data Set}이다. 최대데이터세트가 필요한 이유는 두 가지다. 첫번째로는 사용자별로 필요한 데이터가 다르기 때문이다. 예를 들어 진료실에서는 이완기 및 수축기 혈압값만으로 충분할 수 있지만, 중환자실에서는 혈압 평균값을, 연구자라면 측정 대상자별 커프 사이즈와 측정 도구의 정확도에 대한 관심을 가지게 된다. 최대데이터세트는 [그림 4-8]과 같이 필수와 선택으로 구성되어 사용자가 필요한 범위를 선택할 수 있다. 두 번째로는 임상의사결정지원을 위해서 DCM을 구성하는 임상개념은 필요한 의사결정 논리Logic 정보를 가지고 있어야 한다.

　DCM은 CIMI 웹사이트(http://models.opencimi.org)에서 조회 및 다운로드가 가능하며, 다양한 표기언어(UML, XML, RDF, ASN.1, ADL)로 조회할 수 있다. 병원정보시스템에서 상용화된 DCM으로는 IHC의 CEM 파트너스 헬스케어그룹의 엔터프라이즈정보모델Enterprise Information Model, 재향군인협회의 정보모델VHA Health Information Model, 미국 국립보건원과 국립암연구소의 CaBIG, 호주 openEHR의 openEHR 아키타입openEHR archetype, 영국의 HL7 Clinical Template, 네덜란드의 진료정보모델Care information model, CIM, 한국의 임상콘텐츠모델 CCMClinical Contents Model 등이 있다. 이 중 가장 활발하게 사용되고 있는 CEM인 openEHR 아키타입과 국내에서 개발된 CCM을 살펴보겠다.

1. CEM과 활용 사례

　임상요소모델인 CEM은 미국 내 최대의 건강관리네트워크인 IHC에서 약 20여 년간 개발해온 데이터모델로서, 구조화된 데이터 입력Structured Data Entry, SDE과 자동화된 임상자료의 처리 및 임상의사결정지원시스템에 주로 활용된다. 수천 개의 CEM 인스턴스들이 저장되어 전자의무기록 작성과 의료 질 관리 목적으로 사용된다. CEM은 현재까지도 계속 개발 중이고 미국 내 일부 병원의 병원정보시스템에 적용되었지만, 전체 전자건강기록시스템에 필요한 데이터의 모델링이 아닌 검사실 검사laboratory test와 의약품 처방 영역의 임상의사결정지원시스템를 위한 데이터모델 개발로 적용 범위가 한정

되어 있다. 하지만 CEM은 2011년부터 시작된 '프레시 룩 프로젝트Fresh look
project'에 의해 CIMI 창설을 주도했고, HL7 인터내셔널에서 사실상국제표준
으로 발전하고 있다. IHC가 발표한 CEM의 목적은 다음과 같다.

- 질 관리quality assurance
- 환자안전patient safety
  - 혈액 처방 프로그램blood ordering program
  - 약물처방 감시medication order monitoring
  - 감염질환 모니터링infectious disease monitoring
- 의료 질 관리 현황판quality dash board
  - 전체 재원환자 대상의 중재 필요 증상 및 검사 결과 알림
  - 환자 개인별 치료 현황판

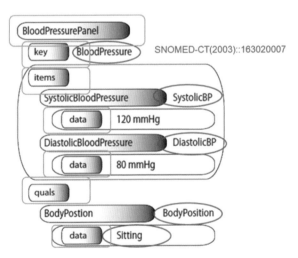

그림 4-9. 미국 IHC의 CEM(CLINICAL ELEMENT MODEL)의 예 [출처: Stanley Huff. 2010. "Clinical Element
Instance representing a Blood Pressure Panel measured in Sitting Position".]

[그림 4-9]는 모든 환자의 건강 상태를 알기 위해서 거의 대다수의 진료과에서 측정하는 '혈압'의 CEM 표현이다. 하늘색 네모 박스는 임상요소를 표시하고, 붉은 색 동그라미 박스는 표준용어 SNOMED CT와 매핑된다.

그러나 전자의무기록 입력에 필요한 모든 임상요소를 다 CEM으로 만들진 않는다. IHC 내부의 개발 가이드라인에 사용 목적이 분명한 경우, 정보 생성과 활용의 가치를 염두에 두고 개발되고 있다. [그림 4-10]에서 CEM은 표준용어체계와 매핑되어 있음을 알 수 있다. CEM의 조합으로 의무기록 템플릿이 만들어지며, CEM이 템플릿을 구성할 때 사용자가 원하는 입력 패턴(체크 박스, 라디오 버튼, 리스트 형태 등)을 정의할 수 있다. CEM은 템플릿 내에서 임상의사결정의 지원 목적으로 생성된 지식 규칙과 연동된다.

IHC는 CEM을 통해 전자건강기록시스템에서 실시간 의사결정을 지원한다. 예를 들면 당화혈색소검사 결과가 정상 범위를 벗어난다면, 이를 체크하는 해당 CEM인 HemoglobinA1cMeas.xml이 비정상 신호abnormal flag를 의료진과 시스템에 발송하는 형태다.

```
HemoglobinA1cMeas.xml

- <cetype name="HemoglobinA1cMeas" kind="statement">
    <key code="HemoglobinA1c_KEY_ECID" />
    <data type="pq" />
    <qual name="methodDevice" type="MethodDevice" card="0-1" />
    <qual name="abnormalFlag" type="AbnormalFlag" card="0-1" />
    <qual name="deltaFlag" type="DeltaFlag" card="0-1" />
    <qual name="referenceRangeNar" type="ReferenceRangeNar" card="0-1" />
    <qual name="aggregate" type="Aggregate" card="0-1" />
    <qual name="relativeTemporalContext" type="RelativeTemporalContext" card="0-M" />
    <mod name="subject" type="Subject" card="0-1" />
    <att name="observed" type="Observed" card="0-1" />
    <att name="reportedReceived" type="ReportedReceived" card="0-1" />
    <att name="verified" type="Verified" card="0-1" />
    <constraint path="qual.abnormalFlag.data.cwe.domain" value="AbnormalFlagNumericNom_DOMAIN_ECID" />
    <constraint path="qual.deltaFlag.data.cwe.domain" value="DeltaFlagNumericNom_DOMAIN_ECID" />
    <constraint path="data.pq.unit.domain" value="GeneralFractionUnits_DOMAIN_ECID" />
    <constraint path="data.pq.normal" value="Percent_ECID" />
  - <link name="hasPrecondition" relation="hasPrecondition_ECID" card="0-M">
      <target path="type.domain" value="PreconditionTypes_DOMAIN_ECID" />
    </link>
  </cetype>
```

그림 4-10. 당화혈색소(Hemoglobin A1c) 모델의 비정상 표시를 위한 수식자(QUALIFIER) [출처: CEM 자료.]

2. openEHR 아키타입

아키타입은 호주의 비영리 재단인 openEHR에서 전자건강기록 작성에 사용하기 위해서 구조화한 콘텐츠 집합이다. 전자건강기록에서 사용되는 임상개념들을 재사용 가능하도록 만든 구조화된 모델이기도 하다. 재사용이란 진료 목적 외에 연구, 통계, 경영 목적으로 사용됨을 뜻한다. 아키타

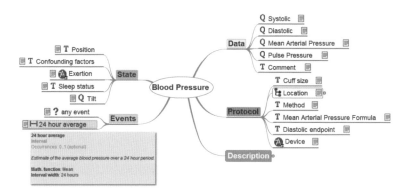

그림 4-11. openEHR 아키타입 [출처: https://www.openehr.org.]

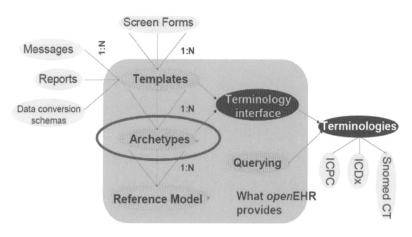

그림 4-12. 아키타입의 아키텍처 [출처: openEHR. 2008. "The Archetype Model". *ocean informatics.*]

입은 openEHR에서 개발한 참조모델openEHR Reference Model 기반의 제약 사항들을 상속받아 표현된다. openEHR의 모든 전자건강기록 관련 데이터들은 참조모델을 기반으로 openEHR 아키타입모델에 의해 설정되는 임상개념의 인스턴스들이다.

아키타입모델은 openEHR의 참조모델을 기반으로 하고, 참조모델은 openEHR의 EHR 아키텍처openEHR Architecture를 기반으로 한다. 따라서 아키타입은 openEHR의 아키텍처와 참조모델을 기반으로 한다는 가정하에 쓸 수 있다. 그러나 각 나라의 실정에 맞는 전자건강기록 아키텍처와 참조모델이 필요하고, openEHR의 아키텍처와 참조모델을 적용한다고 하더라도, 개별 국가의 의료제도와 긴밀하게 연결된 임상기록 작성 환경을 고려하지 않은 상태에서 openEHR 아키텍처와 참조모델을 그대로 적용하기란 쉽지 않다. 아키타입은 유럽 지역 표준으로 제정되었으며, 현재는 ISO/TC 215에서 국제표준으로 제정되었다. 아키타입 역시 CEM과 같이 임상서식 템플릿의 구성 요소로 사용된다. 아키타입을 구성한 임상개념은 표준용어와 매핑된다. 아키타입 기반 템플릿은 스크린 형식을 다양하게 선택할 수 있다.

3. CCM

임상콘텐츠모델인 CCMClinical Contents Model은 보건복지부 산하 'EHR 핵심공통기술 연구개발사업단'에서 2008년부터 개발하기 시작한 의료정보모델이다. CCM은 전자의무기록상에서 환자의 임상정보를 기록하기 위해 임상콘텐츠를 재활용 가능한 의미 단위로 구조화한 것이다. 국내에서는 그동안 표준용어와 임상용어사전에 대한 연구가 제한적으로 이루어지고 있었고, 일부 병원에서는 의무기록서식항목Clinical Document Item에 대한 임상용어사전을 도입하여 문서 내 데이터 항목의 표준화를 시도한 경우가 있었다.

그러나 데이터 항목과 항목이 가지는 값의 일관성이 정확하게 지켜지고 있는지 검증된 바가 없고, 자유문으로 작성되는 임상서술문Clinical Statements의 경우는 주로 한 번 작성한 후 불러오기 기능을 이용해 문서를 편집하고 있어서 반복 입력 작업을 줄일 수는 있어도 기록된 임상정보를 데이터로 활용하기란 어려운 실정이다. 따라서 표준용어와 매핑된 임상콘텐츠를 공통되고 표준적으로 구조화하는 모델링 과정을 통하여 데이터의 재활용성 및 유연성을 보장하는 임상콘텐츠 모델링이 반드시 필요하다.

① CCM 구조

임상콘텐츠를 표현하기 위한 데이터 구조로, CCM은 Entity-Qualifier-ValueEQV로 구성된다. 임상개념을 표현하는 객체Entity,와 특정 객체가 표현하는 개념을 설명하기 위하여 지정되는 값Value, 상기 객체와 값의 개념 간 의미적 연결을 한정하는 한정자Qualifier를 사용한다.

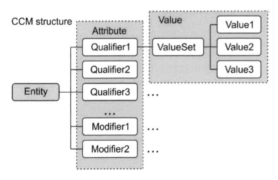

그림 4-13. CCM의 콘텐츠 구조 [출처: YUN JH, AHN SJ, KIM Y. 2012. "Development of Clinical Contents Model Markup Language for Electronic Health Records". *HIR* 18(3): 171-177.]

- 객체Entity: 표현하고자 하는 의미 있는 임상개념
- 한정자Qualifier: 객체와 값Value의 개념 간 의미적 연결자
- 변경자Modifier: 한정자와 같은 구조로 쓰이는 객체의 의미를 변경하는 연결자
- e값eValue: 객체가 한정자를 취하지 않고 가질 수 있는 값
- q값qValue: 객체가 한정자 또는 변경자를 가질 수 있는 값
- 값집합Value Set: 값도메인에 해당하는 값들의 집합
- 값도메인Value Domain: 객체가 가질 수 있는 값집합을 나타내는 개념
- 값도메인 경로Value Domain Path: 객체가 가지는 값집합을 지정해주는 경로

② CCM 개발 원칙

CCM 개발 원칙으로 다음과 같은 것들이 있다.

- 유일성: 하나의 임상개념에 대해 객체는 하나여야 하며, 하나의 임상개념이 중복적으로 개발되지 않아야 함.
- 최소성: CCM의 재사용성을 보장하기 위해 객체는 임상진료 시 필요로 하는 가장 최소 단위로 정의함.
- 상세성: CCM의 Entity-Attribute-Value를 구성하는 임상개념은 상세하게 정의되어야 함.
- 포괄성: CCM은 임상개념이 갖고 있는 모든 속성을 포함하여야 함.
- 정확성: CCM은 임상현장의 사용 패턴을 정확하게 반영하여야 함.
- 일관성: CCM을 구성하는 값의 구성 요소는 항상 동일하여야 함.
- 재사용성: CCM은 모든 임상영역에서 동일한 구조와 내용으로 재사용되어야 함
- 공통 표현 양식: CCM의 표현 방식은 Entity-Attribute(Qualifier/Modifier)-Value 혹은 Entity-Value 의 형식을 취함.
- 조합의 원칙: CCM은 동질성을 가진 모델끼리 조합하여 패널로 명명함. 패널이라 함은 거의 예외 없이 독립적으로 존재하기 어려운 임상개념의 결합으로 구성된 형태.
- 용어체계: Entity-Attribute-Value는 표준용어체계로 표현함.
- 데이터 타입: 데이터 타입은 HL7 V3에서 정의한 것으로 표현함.
- 측정 단위: 값의 단위 중 측정 단위는 ISO의 측정 단위 표준코드인 UCUM을 사용함.
- 관계 정보: CCM은 모델 내 모델 간의 Is-A 관계, Non-Is-A 관계를 가질 수 있어야 함. 모델 내 관계라 함은 Entity-Attribute-Value 간의 관계를 말하고, 모델 간의 관계라 함은 최소 단위의 모델 간의 상하위 관계를 말함.
- 개발 순서: CCM 개발 순서는 보편적 형태의 일반 모델generic model을 우선 개발하고 특정 진료 영역에서 필요한 특수 모델specific model을 개발함.

- 근거기반모델: CCM은 명확한 근거기반 지식evidence-based knowledge을 바탕으로 개발되어야 함. 콘텐츠의 근거를 밝히기 위해서 모델의 메타데이터(모델 내 데이터에 관해 설명하는 데이터)는 출처(임상진료지침, 주 진료 경로, 의학교과서, 현행 진료패턴 반영)를 밝혀야 함.
- 활용 사례 기술: CCM은 개발, 활용 목적과 사례가 확정된 후 개발되어야 함.
- 메타데이터: 일관성 있는 개발, 모델의 변화 관리 및 지속적인 관리를 위해 CCM은 메타데이터를 가져야 함. 개발된 각 CCM은 메타데이터를 통해 개발과 관련한 정보, 활용 목적과 사례, 유사 모델과의 차이점을 기술함으로써 적절한 선택과 사용을 장려할 수 있음.
- 표기언어: CCM의 표기 언어는 CCML로 정의됨. CCML은 CCM이 가지는 모든 콘텐츠와 구조를 XML로 표기함.

다음은 CCM을 XML로 표기한 CCML이다.

```
<?xml version="1.0" encoding="euc-kr" ?>
- <ccml modelName="AbdominalPainAssert" modelType="Simple Statement"
    processType="constraint">
- <entity name="Abdominal Pain" dataType="CD">
    <Code code="21522001" codeSystem="2.16.840.1.113883.6.96"
      codeSystemName="SNOMED-CT 2008" displayName="Abdominal pain" />
+ <qualifier name="dateOfOnset" dataType="CD">
+ <qualifier name="duration" dataType="CD">
+ <qualifier name="lasting" dataType="CD">
+ <qualifier name="frequency" dataType="CD">
- <qualifier name="periodOfOnset" dataType="CD">
    <Code code="278924003" codeSystem="2.16.840.1.113883.6.96"
      codeSystemName="SNOMED-CT 2008" displayName="periodOfOnset" />
    <cardinality minOccurs="0" maxOccurs="1" />
  - <value dataType="CD">
      <constraint />
    - <valueSet name="periodOfOnsets">
      - <valueItem name="Acute">
          <code code="373933003" codeSystem="2.16.840.1.113883.6.96"
            codeSystemName="SNOMED-CT 2008" displayName="Acute onset" />
        </valueItem>
      - <valueItem name="Subacute">
          <code code="373935005" codeSystem="2.16.840.1.113883.6.96"
```

그림 4-14. '복부통증' CCM을 XML로 표기한 예. [출처: CCM 브라우저.]

4. 모델 비교

IHC의 CEM과 openEHR의 아키타입은 서로 다른 국가와 의료정보시스템하에서 무관하게 발달해온 모델이지만 모델링 방법론과 데이터 요소들이 아주 유사하다. CEM과 아키타입모델 개발 우선순위를 비교해보면 [그림 4-15]과 같이 약품, 검사, 임상관찰을 포괄하고 있음을 알 수 있다.

혈압모델을 비교하면 정렬 순서와 상세 수준이 다르지만 포함한 개념의 수에는 큰 차이가 없다. CEM, 아키타입, CCM을 비교하면 개발 우선순위는 다르지만 사용 사례는 거의 동일하다. 데이터 타입은 CEM과 CCM만 표준데이터 타입을 사용한다. 아키타입은 기관용 데이터 타입과 코드를 사용한다. ISO 13606 시리즈는 아키타입을 근간으로 전자건강기록의 커뮤니케이션을 위한 표준인데, 이 표준은 아키타입 참조모델과 실제 아키타입을 제시하고 있다. ISO 13606 시리즈는 ISO 규정에 의해 5년마다 개정한다.

Clinical Element Model(CEM)	openEHR archetype
•All data in the patient's EMR	•Top 10 priority archetypes
•Allergies •Problem lists •Laboratory results •Medication and diagnostic orders •Medication administration •Physical exam and clinical measurements •Signs, symptoms, diagnoses •Clinical documents •Procedures •Family history, medical history and review of symptoms • Source from Stan Huff, 2007-2010	1. Medication 2. Problem/Diagnoses 3. Adverse Reaction 4. Vital Signs group 5. Laboratory report 6. Alert 7. Blood Group 8. Procedure 9. Admission/Episode 10. Clinical Synopsis • Source from Dipak Kalra, 2009

그림 4-15. CEM과 아키타입의 모델링 영역 비교

I 메시지표준

의료정보의 교환 목적으로 개발된 HL7 메시지표준은 텍스트 메시지 및 코드 위주의 V2, RIM과 CDA 위주의 V3, 그리고 FHIR가 있다. FHIR는 메시지 외에도 다큐멘트, REST 서비스 방식을 지원하므로 뒤쪽 FHIR 섹션에서 별도로 다루겠다.

HL7 V2는 1980년대부터 의료정보의 공유 목적(병원 내, 병원 간)으로 도입된 메시지 기법이다. 현재 전 세계적으로 가장 널리 사용되는 메시지표준이며, 임상데이터의 내용과 메시지 구조를 제공한다. 병원 내에서 교환이 필요한 보편적인 메시지는 환자의 입·퇴원 메시지, 처방, 결과, 스케줄링, 투약및 임상기록 등이다. HL7 V2는 이러한 메시지를 표준적으로 교환하기 위한 방법으로 표준 메시지 레이아웃을 사용한다.

V2 메시지 레이아웃은 MSHMessage Header와 EVNEvent으로 구분된다. 메시지 촉발 요인Trigger Event에 의해 메시지가 시작된다. 해당 이벤트에 의해 데이터 교환이 일어나는 두 개 이상의 시스템이 네트워크를 통해 연결되고,

연결되는 경로를 통해 전송을 담당하는 시스템에서 메시지를 보내면 송신 시스템이 수신 확인 메시지를 회신하는 방식이다. 이때 사용되는 메시지 구조는 문자와 숫자의 조합인 HL7의 자료 형식Data type을 최소 단위로 하는 필드Field로 정의된다. 유사한 필드 그룹인 세그먼트Segment의 조합이 이벤트 Event다. 세그먼트 정의를 위해서 환자 식별을 위한 자세한 정보인 PIDPatient Identification Details, 환자의 거주지와 방문한 클리닉과 주치의Patient Visit 1, LOINC 로 표기된 검체Requested and Specimen Details, OBR, LOINC로 표현된 검사 결과Result Details, OBX를 포함한다.

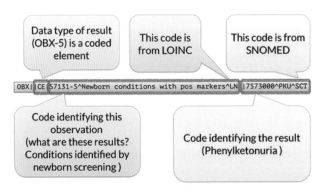

그림 4-16. HL7 V2 메시지의 예 [출처:https://loinc.org/get-started/what-loinc-is.]

메시지 세그먼트는 송신자와 수신자의 정보를 담고 PID는 환자의 인구 학적 정보를 담는다. V2는 기본 구조는 유사하지만 매년 업데이트 버전이 발표되고 있다.

┃문서표준

CDA

HL7 CDA는 임상문서의 아키텍처 규격이다. 임상문서아키텍처로 불리는 CDAClinical Document Architecture는 HL7 V3의 의료이벤트, 참여자, 참여자의 역할, 행위를 추상화한 RIM에서 파생됐으며 XML로 표현된다. CDA는 HL7 자료 형식을 사용하며, 임상문서의 전형적인 특성, 즉 서식 상단에는 환자 인적사항 및 의료기관 정보를 표현하고 하단에는 환자 증상·진단·처방 등 진료정보를 포함하는 구조를 반영한다. 임상문서의 공통 내용을 헤더Header, 환자별 고유 진료 내역을 바디Body로 구분한다. 즉, 헤더와 바디, 바디를 구성하는 섹션Section, 각 섹션을 구성하는 내러티브 블록Narrative Block, 그리고 코드화된 엔트리Entry로 임상문서를 표현한다. CDA 바디를 통해 임상보고서, 퇴원요약지, 진료기록요약, 경과기록, 공중보건기록의 작성이 가능해야 하며, 필수 항목을 포함해야 한다. 임상보고서의 필수 항목으로는 환자 인적사항, 문서작성자, 수신 병원 및 의사, 문서 생성 및 관리기관,

환자진료 등의 정보가 있다. 또한 알러지, 처방약, 임상 문제 등을 포함하는 내러티브 블록은 사람이 읽을 수 있는 부분이다. 엔트리는 기계가 해석하는 부분이다. 모든 CDA 문서는 적어도 하나의 헤더와 섹션을 포함해야 한다. 사용 중인 CDA 버전은 HL7 C-CDA Release 2.1 규격이다. 해당 CDA 구조는 6장의 [그림 6-9]를 참조하기 바란다.

CCD

CCD Continuity of Care Document는 진료의 연속성을 보장하기 위해서 'HL7 V3 CDA' 포맷에 미국재료시험협회 ASTM의 진료연속기록용 템플릿인 CCR Continuity of Care Record 기능을 통합한 표준규격이다. CCD의 CCR과의 공통점은 두 규격 모두 'CDA 템플릿'이라는 점이며, XML로 표현되고, 미국 표준협회에 의해 인정된 명세서라는 점이다. CCD 헤더는 문서 ID, 문서 생성 일시, 문서 종류, 환자, 소스 제공자, 수신자, 목적, 메타데이터 등의 정보를 포함하고, CCD 바디는 주 호소, 과거력, 사회력, 지불자, 처방 약품, 예방접종 내역, 생체 징후, 기능 상태, 결과, 추후 관리정보 등을 포함한다. 미국 건강정보기술조정국인 ONC에서는 의료 질 측정을 위한 충족요건으로 CDA, CCD, CCR를 통한 의료정보의 전송을 요구하고 있다.

CCR

CCR은 환자의 진료에 대한 행정적·인구통계학적 핵심 임상정보의 집합이다. CCR은 의료제공자, 시스템, 환경정보 등을 통합하는 수단이며 다른 진료제공자, 시스템, 환경 등에 정보를 전달하는 목적으로 사용된다.

의료기관들은 CCD와 CCR 중 하나를 선택해서 사용하고 있는 추세이다.

스마트폰을 이용한 건강관리가 점차 대중화되면서, 애플은 건강관리 앱 헬스킷을 통해 2016년부터 CDA와 CCD로 건강정보를 요약해서 제공하고 있다.

Patient Summary

개인에게 과거의 진료정보가 가장 큰 가치를 발휘하는 때는 불의의 사고를 당하여 응급진료를 받아야 하는 경우, 여행 시 긴급 상황이 발생하여 현지에서 진료서비스를 받아야 하는 경우 등일 것이다. 환자진료요약, 즉 Patient Summary(이하 PS)는 지역, 국가, 표준화기구별로 의미하는 바가 다르지만, 응급상황에서 환자정보를 신속하게 공유하므로 치료에 도움을 주고자 하는 목표를 갖고 있다. 이러한 목표 달성을 위해서는 공통용어, 공통된 데이터 요소 및 보안기준을 적용해서 PS를 생성해야 한다.

epSOS PS

유럽은 회원국 시민이 해외에서 위급상황이 발생할 경우, 진료에 필수적인 항목만을 추출하여 표준화하여 교환하는 프로젝트인 epSOS를 실시한 바 있다. 유럽 epSOS PS에서 제시하는 교환 항목은 환자의 과거력, 혈액형, 알레르기 정보 등이다.

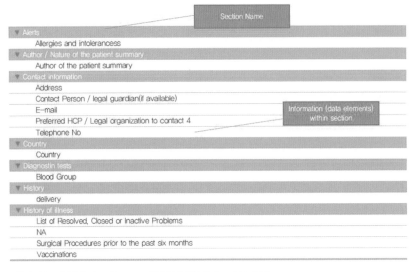

그림 4-17. epSOS Patient Summary의 데이터 항목 [출처: epSOS 자료.]

ISO/HL7 인터내셔널 PS

'ISO/HL7 인터내셔널 PS INTERPAS'는 과거 진료정보를 CDA의 템플릿 형태로 전송하기 위한 프로젝트로 ISO, HL7, IHTSDO 등이 참여하고 세계보건기구가 주도한다. 이 프로젝트는 PS의 주 사용자를 여행자와 이민자로 정의했다.[84]

INTERPAS에서 사용하는 공통구조와 데이터 요소는 HL7 CDA R2이고, 값집합Value Set을 사용하고 있다. INTERPAS 구현을 돕기 위한 문서Implementation Guide, IG로 C-CDA와 CCD가 배포되었고, 여기에 환자진료에 관한 상세 정보를 포함한다. C-CDA는 CDA 템플릿으로, 미국 내 Meaningful Use stage 2에서 요구하는 Clinical PS를 표현한다.

HL7 C-CDA Sections	Description
• Header	• Patient information demographics
• Allergies, Adverse Reactions, Alerts	• Includes status and severity of each.
• Encounters	• Surgeries, ED visits, etc.
• Immunizations	• Immunizations and vaccines
• Medications	• As prescribed by the provider
• Care Plan	• Planned activities and encounters
• Discharge Medications	• Part of hospital discharge summary
• Reason for Referral	• Written reason for referral
• Problem List	• Concerns, complaints, and observations
• Procedures	• History of procedures
• Functional & Cognitive Status	• List of impairments
• Results	• Includes laboratory tests
• Social History	• Observations like smoking, drinking, etc.
• Vital Signs	• Includes height, weight, blood pressure, etc
• Discharge Instructions	• Written discharge instructions

그림 4-18. C-CDA 기반 Clinical Patient Summary 내용 [출처: CMS, HL7 홈페이지.]

규격 비교

유럽과 미국의 PS 표준규격을 비교하면 공통적으로 기본 표준으로 HL7 CDA를 사용하고 있다는 것을 알 수 있다. 반면, 유럽의 규격은 CDA로 임상진료의 이벤트 기술에 중점을 두고 있으며, 미국은 진료의 연속성을 더 중시하여 PS 규격으로 CCD를 사용한다. 구현가이드는 미국의 경우 'US 국내용 C-CDA/CCD'를 사용하며, 유럽은 'EPSOS IG'를 사용한다.

	EU	US
Templates compared	Patient Summary (PS)	Continuity of Care Document (CCD)
Base Standard	HL7 CDA R2.0	HL7 CDA R2.0
Implementation Guide Full Name	Smart Open Services for European Patients, Patient Summary	Consolidated Clinical Document Architecture, Continuity of Care Document
Work Package	WP 3.9	*Not Applicable*
Document Full Name	D3.9.1 Appendix B1/B2 epSOS Semantic Implementation Guidelines	HL7 Implementation Guide for CDA® Release 2: IHE Health Story Consolidation, DSTU Release 1.1 (US Realm) Draft Standard for Trial Use
Document Short Name	D3.9.1 - Appendix B1/B2	HL7 C-CDA R1.1
Publication Date	July 25, 2011	July 2012
Templates Note:	PS represents *one of three* document templates within epSoS Implementation Guide	CCD represents *one of nine* document templates within C-CDA Implementation Guide.

표 4-13. Patient Summary 표준규격 비교 [출처: Standards Comparison. 2014. "The white paper on Comparative Analysis Between HL7 C-CDA R1.1 CCD and epSoS PS v1.4".]

❙ FHIR

개발 배경

FHIR*의 탄생은 HL7 인터내셔널의 프레시 룩 프로젝트**에서 시작되었다. 2011년 1월 HL7 인터내셔널 이사회는 기존 표준의 복잡성을 개선하고 웹 기술, 모바일 앱 기술 등 새로운 기술 트렌드와 비즈니스 탐색을 위해 프레시 룩 프로젝트를 착수한다고 밝혔다. V2, V3의 개발 시점에 비해 다수의 신기술(모바일 건강관리 앱, 클라우드 기반 플랫폼, 건강기록의 범위 확대, 각 국가별 진료정보교류 플랫폼 등)이 출현하면서 HL7로서는 최신 기술과 비즈니스에서 쉽게 응용이 가능한 표준 개발이 시급했다.

FHIR는 2011년 5월부터 이 프로젝트의 일환으로 추진되었다. 그람 그리브 등 FHIR 개발자들에 의하면, 이 프로젝트의 목적은 보편적인

---

* FHIR는 한글로 '파이어'로 발음한다.
** FHIR와 DCM 표준화 그룹 CIMI는 프레시 룩 프로젝트의 대표적인 사례다. 현재 이 두 프로젝트는 HL7 인터내셔널의 작업반으로 통합되었다.

RESTful API 기술을 의료에 접목해서 성공적인 표준을 만드는 것이었다. FHIR에서는 기존 표준의 장점들을 취해 우수한 표준 기술을 만들어내는 데 성공했다.

FHIR와 기존 표준

FHIR는 개발 초기, 기존 HL7 표준의 한계를 극복하는 대안 마련이 목적이었다. 즉, HL7 V2 메시지 규칙의 잦은 변동과 HL7 V3 CDA 적용의 복잡성 등 기존 표준의 확산을 저해하는 문제점을 해결하고자 했다. 최소한의 노력으로 기존 시스템과의 통합에 성공하기 위해 HL7 V2의 이해하기 쉽고 모듈화된 메시징 기법을 가져왔다. HL7 V3는 CDA의 구조화와 서술 방식의 양립 방법을 채택했으며, DICOM의 안정적인 와이어 포맷, 복잡하지 않는 트랜잭션 타입 그리고 높은 확장성을 벤치마킹했다. 웹과 REST가 제공하는 범위, 기술, 범용성에 대한 아이디어를 FHIR에 포함했다.

FHIR란?

FHIRFast Healthcare Interoperability Resources란 전자건강기록 교환을 위한 API 및 리소시스Resources로 알려진 데이터 형식과 요소를 표현하기 위한 표준이며, FHIR는 메시지나 문서와 같은 리소시스의 묶음이다.

FHIR는 의료에서 생성되는 다양한 정보의 형태를 간략화하며, 모든 교환 가능한 형태의 콘텐츠인 리소스로 표현한다. URL을 이용해 리소스를 서로 참조하며, 의료프로세스를 지원하는 웹 환경을 구축한다. 즉, 시스템 간 리소시스의 교환을 위해 웹 기반처럼 RESTful API를 이용하며, 시스템 간 연결 방법을 제공하는 RESTful 아키텍처를 지원한다. 현재 FHIR 리소

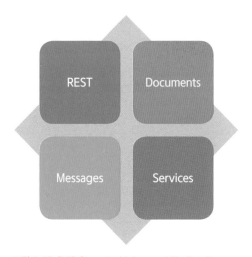

그림 4-19. FHIR Supports 4 Interoperability Paradigms

스는 150여 개로, 임상개념(알레르기, 신체 상태, 가족력, 약품 처방, 진단)과 행정정보(환자, 진료의, 기관명, 소재지, 보험 적용) 등이 포함된다.

장점

1. 빠른 규격 구현

FHIR의 장점으로는 누구나 무료로 사용이 가능하고, 기존의 표준(HL7 V2, CDA, DCM 등)과 호환되며 XML, JSON, HTTP, Atom, OAuth 등의 웹 표준 기반이므로 확장성이 뛰어나다는 점이다. 또한 복잡하고 난해한 CDA 구현법에 비해, FHIR는 간결하고 쉽게 이해할 수 있도록 고안되었다. 다양한 예제와 라이브러리를 제공하여 개발자가 보다 쉽고 빠르게 구현할 수 있도록 지원하며, 사람이 읽을 수 있는 형식으로 작성된다. FHIR가 리소스와 교환하는 4가지 방식으로는 REST, Documents, Messages,

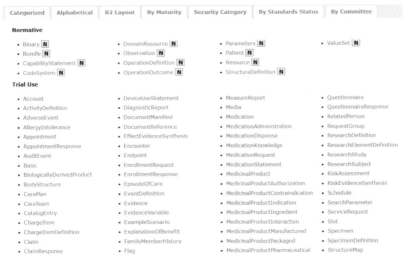

그림 4-20. FHIR 리소시스의 일부 [출처: https://www.hl7.org]

Services가 있다. 현재의 버전 3.0은 앞에서 열거한 장점 때문에 사용자가 빠르게 증가하고 있으며, 시험 서버가 공개되어 누구나 활용 가능하다. 스타터 API가 다양한 스펙(C#, Java, Pascal, ObjectiveC 등)과 함께 발간되었고, 향후 더 많은 스펙을 지원할 예정이다. 이 스펙의 검증을 위한 커넥타손connectathon이 HL7 인터내셔널 회의에서 시행된다.

2. 웹 기술

FHIR는 웹 기술을 활용하므로 타 산업 분야와의 융합이 쉬운 표준규격이다. FHIR 인스턴스는 XML과 JSON으로 공유된다. 마치 뉴스를 편집해서 요약본을 제공하는 기술들처럼 ATOM을 이용해 수집 내용을 표현한다. 별도의 설치나 구성없이 바로 사용할 수 있는 발간 및 구독서비스를 제공하며, 정보 보안을 위해 HTTPS, OAuth 기술을 사용한다.

Name	Flags	Card.	Type	Description & Constraints
MedicationRequest			DomainResource	Ordering of medication for patient or group
				Elements defined in Ancestors: id, meta, implicitRules, language, text, contained, extension, modifierExtension
identifier		0..*	Identifier	External ids for this request
definition	Σ	0..*	Reference (ActivityDefinition | PlanDefinition)	Protocol or definition
basedOn	Σ	0..*	Reference(CarePlan | MedicationRequest | ProcedureRequest | ReferralRequest)	What request fulfills
groupIdentifier	Σ	0..1	Identifier	Composite request this is part of
status	?! Σ	0..1	code	active | on-hold | cancelled | completed | entered-in-error | stopped | draft | unknown MedicationRequestStatus (Required)
intent	?! Σ	1..1	code	proposal | plan | order | instance-order MedicationRequestIntent (Required)
category		0..1	CodeableConcept	Type of medication usage MedicationRequestCategory (Preferred)
priority	Σ	0..1	code	routine | urgent | stat | asap MedicationRequestPriority (Required)
medication[x]	Σ	1..1		Medication to be taken SNOMED CT Medication Codes (Example)
medicationCodeableConcept			CodeableConcept	
medicationReference			Reference (Medication)	
subject	Σ	1..1	Reference[Patient | Group]	Who or group medication request is for
context		0..1	Reference (Encounter | EpisodeOfCare)	Created during encounter/admission/stay
supportingInformation		0..*	Reference(Any)	Information to support ordering of the medication
authoredOn	Σ	0..1	dateTime	When request was initially authored

그림 4-21. Medication FHIR 리소스 콘텐츠 구조 [출처: https://www.hl7.org.]

3. 사람이 읽을 수 있는 표준

FHIR가 지원하는 임상문서는 서술과 데이터 형식의 두 가지 형태를 지원된다. FHIR의 모든 리소스는 사람이 읽을 수 있고, 이해 가능한 표현이다.

경제성

FHIR는 개발하기 쉽고, 문제가 발생해도 해결이 어렵지 않다. 또한 결과물 활용이 용이하며, 컨설팅 비용이 저렴해 보다 많은 사람들이 활용할 수 있어서 데이터 통합과 호환 비용을 획기적으로 낮추는 역할을 한다. 기존 표준의 내용이 복잡하고 방대하여, 실제 구현에 있어서 많은 시간이 소요된 것에 비해 FHIR는 일반 기술자들의 표준 장벽을 낮추는 효과가 있다. 특히 개인 맞춤형 웰니스 제품, 모바일 앱을 이용한 건강관리서비스가 시장에서 정보 호환성 비용을 낮추는 효과를 제공한다고 밝히고 있다.

쟁점

FHIR의 개발 속도는 빠르지만 정식 버전으로서 안정적으로 기능하기 위해서는 해결해야 할 과제들이 존재한다. 2019년 1월 HL7 CIMI 회의에서 CIMI 작업반 멤버인 클로드 난조는 다음과 같은 FHIR에 관한 쟁점 사항과 예시, 그리고 일부 해결 방안을 발표한 바 있다.[85]

① 일관성 확보를 위한 개발 가이드라인 필요

FHIR 프로파일 생성을 위해 개발자에게 많은 재량권을 부여하면서, 일관성이 부족한 리소스가 프로파일에 전달될 가능성이 커지고 프로파일 역시 일관성이 부족한 결과를 가져올 수 있다. 이는 명확한 FHIR 개발 가이드라인이 필요한 이유다. CIMI가 개발한 추상 레벨의 논리모델에서 도출된 거버넌스와 적용 패턴을 통해 이러한 자유도를 감소시키려고 하며, CIMI는 프로파일의 재사용을 장려하기 위한 라이브러리를 개발할 예정이다. 리소스 간 공통속성 정의에 중대한 변동성이 존재하는 것 역시 해결해야 할 과제다. 이는 FHIR 패턴이 있음에도 포괄적인 리소스 아키텍처가 없고, 리소스가 서로 다른 작업반에 의해 서로 소통 없이 유지되고 있기 때문이다. 따라서 정규 표준이 되는 과정을 통해 이러한 일부 리소시스 간 불일치 현상을 해결해야 한다.

② 불완전한 내용

많은 리소스가 아직 개발 단계고, 여전히 바뀔 가능성이 많다는 이슈가 있다. 특히 어떤 임상적 사실의 '부정', '존재', '시행하지 않음' 등에 대한 내용들이 확정되어야 한다.* 리소시스의 현재 상태(개발 단계, 시범사용 단계, 폐기 단계 등)에 대한 표현이 부족하며 '객체', '역할', '레코드'의 의미적 경계가 모호하다.

③ 요구 사항의 상이점

FHIR는 임상의사결정이나 의료 질 향상을 위해 컴퓨터상에서 일관성 있게 처리 가능한 모델이기보다는 메시지 교환을 위한 명세서에 가깝다. 사용자와 커뮤니티별로 사용 사례가 상이하다는 것을 염두에 두고 리소시스를 관리해야 한다.

④ 관리상 문제

FHIR에서 생성된 코드와 지식 결과물에서 다량의 중복이 발견되고 있다. 이는 소프트웨어 개발자 및 판매업체들 대부분은 DSTU 2를 지원하는 반면, 일부 기업만 STU 3 버전을 지원하기 때문으로 관리상 DSTU 2와 STU 3 버전의 불일치성 문제를 해결해야 한다.

DICOM

의료영상은 환자 질병 상태를 영상과 초음파 등을 통해 시각적으로 보여주는 진단 도구다. CT, MRI, PET, Ultrasound 등과 같은 디지털 의료영상이 의료영상전송시스템을 통해 수집되면서 데이터의 양이 폭발적으로 증가하고 있으며, 축적된 이미지 데이터를 인공지능으로 분석해 정밀 진단

---

* '부정'의 예는 '당뇨병 없음', '존재'의 예는 특정 질환이 있는지 여부로 '고혈압 있음'의 경우가 해당되며, '시행하지 않음'은 예정된 수술을 환자 상태에 의해 연기 또는 취소한 경우를 말한다.

에 활용하려는 시도가 늘고 있다.

　DICOM은 서로 다른 의료영상의 획득과 공유를 촉진하기 위해서 1985년 미국영상의학회ACR와 미국전기공업회NEMA가 구성한 연합위원회에서 개발한 것으로, 디지털 영상 표현과 통신에 사용하는 국제표준이다.

▌마크업 언어

XML

의료정보표준을 이해하려면 XML_{Extensible Markup Language}을 학습하는 것이 도움이 된다. 현재 의료정보표준 분야에서 가장 많이 활용되고 있는 표준규격(FHIR, CDA, CEML)들이 XML을 기반으로 하고 있기 때문이다. 임상문서 아키텍쳐표준인 CDA가 XML 기반으로 만들어졌는데, 앞서 살펴본 바와 같이 가장 대표적인 DCM인 IHC의 CEM, 우리나라 'EHR 핵심공통기술 연구개발사업단'의 CCM 역시 모델링 언어로 XML을 사용하고 있다.

1. 개발 배경

XML은 사실상표준화기구인 W3C에서 개발된 범용적이고 다목적인 마크업 언어로, 특수한 목적을 갖는 마크업 언어를 만드는 데 사용하도록 권장되고 있다. XML이 만들어진 배경을 이해하려면 HTML과 시맨틱 웹의 차이를 알아야 한다. 먼저 HTML에 기반한 문서는 컴퓨터가 읽을 순 있어도 해석이 불가능하며, 오직 인간만이 해석할 수 있다. 이러한 문제를 해결하기 위해서 월드와이드웹의 창시자 팀 버너스 리는 2000년에 발간한 그의 저서에서 '시맨틱 웹'의 비전을 제시했다. 시맨틱 웹Semantic Web이란 XML과 RDFResource Description Framework 및 RDF 스키마에 기반한 웹으로 시맨틱 웹에서 문서를 해독하는 데 쓰이는 표준 언어다. 특히 인터넷에 연결된 다른 종류의 시스템끼리 데이터를 쉽게 교환할 수 있도록 고안되었다. 현재 XML은 의료를 비롯한 여러 산업 분야에서 많은 종류의 데이터를 기술하는 데 사용되고 있다.

2. 웹서비스용 언어

XML은 문서를 사람과 기계 모두가 읽을 수 있는 형식을 가지고 있어 시맨틱 웹에서 문서들을 해독할 수 있는 표준 언어로 통용된다. W3C가 XML을 설계할 때는 주로 문서를 표현하는 데 집중했지만, 지금은 임의의 자료구조를 나타내는 데도 널리 활용된다. 대표적인 예가 웹서비스다. 현재 XML 스키마, 스타일시트 등이 XML로 구조화된 구문 정의, 웹문서의 표준적인 해석과 전달, 가독성 있는 문서 양식으로의 전환 등을 지원한다.

3. XML 기술

XML 기술은 XML, XML 네임스페이스, XML 스키마, XSLT, Efficient XML InterchangeEXI와 다른 표준들로 구성된다. XML 서명 및 암호화는 보안이 보장된 환경에서 XML 저작을 지원하며, XML로 표현된 콘텐츠는 다른 포맷으로의 변환이 편리하다. XSLT와 XPath는 XML 콘텐츠를 다르게 표현할 수 있도록 지원하는 효과적인 도구다. 엑스쿼리XQuery는 질의 언어query language로 SQL 데이터베이스의 역할과 비슷한 기능을 하며 XML을 이용해 데이터를 추출하는 데 사용된다.[86]

I 모델링 언어

UML

UMLUnified Modeling Language은 소프트웨어 분석가, 설계자 및 개발자가 개발 중인 시스템을 모델링, 시각화, 통신, 테스트 및 문서화하는 데 가장 널리 사용되는 그래픽 언어다.[87] UML은 객체 관리 그룹인 OMG에 의해 만들어졌으며, 1997년 1월 OMG에서 UML 1.1 사양이 제안되어 20년 넘게 사용되었고 최근엔 UML® 2.5가 출시되었다. UML은 소프트웨어 및 비소프트웨어 시스템의 구성 요소를 시각화하고 문서화하기 위한 목적으로 HL7에서 표준 모델링 언어로 활용된다. 건물을 짓기 전에 설계도를 그려봄으로써 필요한 재료, 건물의 구조, 각 부분을 건축하는 순서, 소요 시간 및 비용 등을 예측하고 미리 검증하는 것처럼 모델링은 소프트웨어, 콘텐츠, 시스템 등을 실제로 만들기 전에 필요한 요구 사항을 잘 반영했는지, 또 개발 이후 잘 작동할지를 미리 테스트하고 검증하기 위해서 필요하다.

UML은 다양한 다이어그램(클래스, 액티비티, 시퀀스, 상태, 유스케이스, 객체,

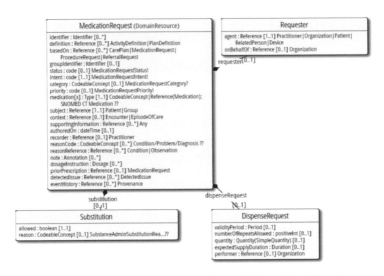

그림 4-22. UML로 표현된 Medication FHIR Resource Content [출처: https://www.hl7.org.]

패키지, 구성 요소, 통신, 복합 구조, 상호작용 개요, 타이밍 및 배포)으로 구성되는데 HL7에서는 시퀀스, 클래스, 액티비티, 상태, 유스케이스 등이 많이 활용된다.

┃ 임상의사결정지원용 표준

임상의사결정

임상의사결정지원이란, 컴퓨터상에서 사전 설계된 프로그램을 이용해 특정 조건에 맞는 환자정보가 입력되면 가장 적절한 의료행위를 추천하는 기능을 말한다. 의학기술은 빠르게 발전하고 있고 의학지식 또한 폭발적으로 증가하고 있지만, 어떤 의료진도 모든 의학지식을 완벽하게 치료에 적용하기란 불가능하다. 인간 기억력의 한계, 질병 현상의 다양성과 치료에 대한 개인 반응의 차이를 고려해서 최선의 의학적 결과를 도출하도록 돕는 것이 임상의사결정지원의 목적이다. 예를 들어 의료진이 약품 처방을 낼 때 환자정보와 매칭해서 적절한 용량을 제안하는 것부터 검사 결과에 따라 추정 진단명을 제공하는 것, 환자 모니터링 결과가 정상 범위를 벗어날 경우 의사에게 문자메시지를 발송하는 것, 중환자실에서 위급상황을 미리 감지하고 의학적 조치를 할 수 있도록 경고해주는 것 등이 대표적인 임상의사결정지원에 속한다.

임상의사결정지원시스템

전자의무기록시스템의 핵심 기능 중 하나가 바로 임상의사결정지원시스템CDSS이다. 미국의학협회에 의하면 임상의사결정지원 기능은 의료과오를 줄이고 환자안전은 높이는 명백한 효과가 있다. 임상의사결정지원의 확산을 위해서는 다수의 시스템에서 쉽게 도입 가능해야 하며, 사용자가 자체 정보시스템에서의 현지화할 수 있는 호환성 및 범용성이 중요한 요소다. 임상의사결정지원시스템의 다기관 간 상호운용성 확보가 중요한 과제로 대두됨에 따라 HL7의 CDSS 작업반에서는 어느 플랫폼에서도 작동 가능한 임상의사결정지원용 공통 구문인 '아덴 신택스'와 더불어, 진료실에서 온라인으로 환자 맞춤지식을 검색할 수 있는 상황인지형 지식 검색 응용프로그램인 '인포버튼'을 제공한다.

1. 아덴 신택스

아덴 신택스Arden Syntax는 환자별 특이 사항(약품 처방, 검사 추천, 알레르기 경고 등)에 미리 정의된 최신 의료지식을 대입해서 의사의 판단을 돕는 지식 엔진이다. 초기 임상의사결정지원은 기관 내 코드와 연결되어 있었기 때문에 병원 내에서만 활용되었고 확장성에 한계가 있었다. 이러한 시스템 종속적인 임상의사결정지원의 한계를 탈피하고, 범용적인 언어를 개발하기 위해 만들어진 것이 HL7의 아덴 신택스다. 의료지식의 공유를 촉진하기 위해서 사용되는 지식 기반은 MLMMedical Logic Modules이라고 불리는 규칙Rules이며, 이는 텍스트 에디터 종류에 무관하게 MLM 규칙을 쓸 수 있도록 아스키 파일ASCII files로 구성된다. MLM은 유지관리정보Maintenance, 라이브러리정보Library, 의료지식Knowledge으로 구성된다. 작동 원리는 이벤트Event, 조건Condition, 조치Action를 서술한 규칙Rule이다. MLM은 대부분 진료 이벤트에 의해 작동되며, 시스템에서 의료진에게 필요한 조치 내용을 송출한다.

2. 인포버튼

의료진은 환자를 진료하면서 동료 의사의 최신 지견이나 검증된 의학정보가 필요한 경우를 종종 만난다. 치료 중인 환자와 비슷한 환자 그룹에게 시행된 검증된 치료법을 찾고 진료에 활용하고자 한다. 인포버튼Infobutton은 의료진이 찾고자 하는 정보를 온라인상에서 검색하고, 이를 진료실에서 실시간으로 활용할 수 있도록 제공한다. 이는 병원정보시스템에서 진료 상황에 맞는 지식 검색을 지원하는 도구로, 2010년 HL7 표준으로 승인된 임상의사결정지원 도구다. 인포버튼은 병원정보시스템을 통해 실시간 온라인으로 '상황'에 맞는 지식을 제공해서 의료진과 환자의 정보 격차를 해소하는 역할을 수행한다. 이는 왓슨처럼 클라우드로 처방을 추천하는 인공지능이 없던 시기에 온라인으로 외부의 최신 의학지식을 진료실로 조달하기 위한 방법인 셈이다.

상황을 표현하는 속성과 그 예로는 환자의 인구학적 정보(성별, 연령), 병원정보시스템(전문가, 선호하는 언어), 병원정보시스템에서 행위(처방 입력, 문제 목록 검토, 진단검사 결과 조회), 진료 환경(외래환자, 입원환자, 중환자), 관심 있는 임상문제(약품 처방, 진단검사 결과, 문제) 등이다. 에픽시스템, GE헬스케어, 컬럼비아대학교병원, 인터마운틴 헬스케어 등은 전자건강기록시스템에서 URL 기반인 HTTP GET과 RESTful 환경에서 인포버튼 기능을 탑재하고 있다. HL7은 인포버튼은 사용자(환자, 의사, 약사, 간호사)별로 특화되고 있다.

| 기능표준

전자건강기록시스템 기능모델

HL7 전자건강기록시스템 기능모델EHR-S FM은 2003년에 개발되어 2007년에 미국표준협회에 의해 승인되고, 2009년 ISO/HL7 10781로도 제정된 표준화된 전자건강기록 기능 명세서다.* 전자건강기록시스템 기능모델은 전자건강기록시스템이 갖추어야 할 핵심적 특성과 기능을 정의한 것으로, 미국 내 건강정보기술인증위원회인 CCHIT가 전자건강기록 인증 항목 요건으로 참조하고 있다. 구성 요소로는 Function ID, Function Name, Function Statement, Function Description, Examples, See Also, Conformance Criteria 등이 있다.

기능모델이 중요한 이유는 국가 차원에서 의료체계의 효율성 확보 수단으로 적극 활용되기 때문이다. 즉, 의료정보의 질적 수준 향상 및 프로세스

---

* 2019년 현재 개정 작업 중이다.

Table 2 — Function List Example

ID	Type	Name	Statement	Description	Conformance Criteria
CP.1	H	Manage Clinical History	Manage the patient's clinical history lists used to present summary or detailed information on patient health history.	Patient Clinical History lists are used to present succinct "snapshots" of critical health information including patient history; allergy intolerance and adverse reactions; medications; problems; strengths; immunizations; medical equipment/devices; and patient and family preferences.	
CP.1.4	F	Manage Problem List	Create and maintain patient-specific problem lists.	A problem list may include, but is not limited to chronic conditions, diagnoses, or symptoms; injury/poisoning (both intentional and unintentional], adverse effects of medical care (e.g. drugs, surgical), functional limitations, visit or stay-specific conditions, diagnoses, or symptoms...	
CP.1.4	C				1. The system SHALL provide the ability to manage, as discrete data, all active problems associated with a patient.
CP.1.4	C				2. The system SHALL capture and render a history of all problems associated with a patient.
CP.1.4	C				3. The system SHALL provide the ability to manage relevant dates including the onset date and resolution date of problem.

그림 4-23. Function List 예시 [출처: ISO/HL7 10781.]

개선을 위한 기준으로 활용하며, 기능 요건을 준수한 기업과 병원에 인증과 인센티브를 부여하여 전체 보건의료시스템 간 상호운용성을 촉진한다. 가장 대표적인 예로 미국 CMS(메디케어 및 메디케이드 서비스 센터)의 전자건강기록 인센티브 프로그램인 '전자건강기록의 의미 있는 사용'을 들 수 있다.

개인건강기록시스템 기능모델

HL7 개인건강기록시스템 기능모델PHR-S FM은 전자건강기록시스템과의 호환성을 고려하되 의료소비자 중심으로 설계된 기능모델이다. 개인건강기록시스템이 기능적으로 충족해야 하는 권고 수준 사양(SHOULD, MAY 등)을 담고 있다. 서로 다른 개인건강기록시스템 간 상호운용성을 확보하

Personal Health	PH.1 Account Holder Profile
	PH.2 Manage Historical Clinical Data And Current State Date
	PH.3 Welleness, Preventive Medicine, and Self Care
	PH.4 Manage Health Education
	PH.5 Account Holder Decision Support
	PH.6 Manage Encounters with Providers
Supportive	S.1 Provider Management
	S.2 Financial Management
	S.3 Administrative Management
	S.4 Other Resource Management
Information Infrastructure	IN.1 Health Record Information Management
	IN.2 Standards Based Interoperability
	IN.3 Security
	IN.4 Auditable Records

표 4-14. 개인건강기록시스템 표준 구조 [출처: Mon T. 2009. "HL7 PHR System Functional Model and Standard". HIMSS Annual Conference.]

기 위한 표준으로 인증을 위한 프레임워크로도 사용된다.

개인건강기록시스템 표준의 구조를 보면 주요 기능들이 범주화되어 있으며, 최상위 계층은 개인 기록, 지원 활동, 정보 하부 구조로 구성된다. 각 기능은 기능 번호, 기능 이름, 기능에 대한 명시, 설명, 예시, 순응 범위로 표시된다.

▮약품업무표준

IDMP

IDMP_{Identification of Medicinal Products}는 국가 간 부작용 보고 자료의 호환성을 목표로 'ISO/TC 215 작업반 6'에 의해 개발되고 있는 표준시리즈다. 의약품용어, 데이터 구조, 측정 단위 등을 일치할 목적으로 서로 다른 표준에 해당하는 4개 기술 사양과 1개의 기술보고서로 구성된다. 의약품 시장의 세계화와 의약품 부작용의 심각성에 대응하기 위해, 지역과 나라별로 상이한 의약품을 고유하게 식별할 수 있는 '원리'와 '정의'의 표준화 필요성에 대해 합의한 나라들이 개발에 참여하고 있다.

EU에서만 잘못된 약물 선택과 사용으로 매년 수천 명의 환자가 사망한다고 한다. 세계보건기구는 이런 비극적인 인적 비용 외에도 추가 입원, 병원 감염, 소득 상실, 장애 및 소송비용 등으로 인해 국가적으로 연간 60억 달러에서 290억 달러 규모에 달하는 경제적 비용을 쓰고 있으며, 이러한 의료과오는 환자안전을 위한 체계적인 관리 방법으로 50~70%까지 예

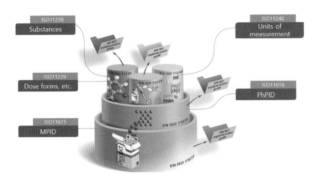

Identification of Medicinal Products
Data elements and structures for the unique identification and exchange

그림 4-24. IDMP 표준의 구성 [출처: IDMP 표준의 구성.]

방할 수 있다고 발표했다. 이처럼 의약품 사용 과오의 규모와 심각성으로 인해 국제적으로 일치된 의약품 속성의 식별표준의 필요성이 대두되었다. 따라서 ISO에서는 의약품 속성 식별용 표준시리즈인 IDMP를 개발했다. 2012년 첫 표준이 발간된 이후 계속해서 업데이트하고 구현가이드를 개발하고 있다. IDMP 표준은 제약회사에서 약품 개발, 허가 등록, 의약품의 수명주기 관리를 비롯해 국가 간의 차이 없이 의약품의 확실한 식별을 제공할 수 있는 정보를 교환한다. 그 결과 IDMP는 약물부작용 모니터링에 효과적으로 활용되고 있다.

ISO IDMP 표준은 의약품 식별 및 정보 교환 지원을 위한 5개의 표준시리즈다. 각 표준은 의약품 부작용 및 식별을 위한 데이터 요소와 구조를 정의한다.

1. ISO 11238: Regulated information on substances

의약품 성분 명칭에 대한 표준으로, 유효성분과 유효성분 이외의 물질이 포함된다. 첨가제로 부형제, 코팅제, 안정화제, 보존제, 완충제, 교미제, 현탁화제, 방향제, 용해보조제, 착색제 등 직접적인 약리 작용을 나타내지 않는 물질 등에 대한 정의를 포함한다.

2. ISO 11239: Regulated information on pharmaceutical dose forms, units of presentation, routes of administration and packaging

의약품의 제제 형태, 제형, 투여 경로, 용기의 식별 등에 대한 규정으로 주사용 액제, 주사용 현탁액제, 정제 등에 대한 표준적 정의를 포함한다.

3. ISO 11240: Units of measurements

의약품 함량(역가)을 나타내는 규정이다. 단위와 질량을 정의하며 국가 간 다르게 사용하는 측정 단위의 매핑을 지원하기 위한 구조와 규칙을 제공한다.

4. ISO 11615: Regulated medicinal product information

규제 대상 의약품의 개발과 인허가, 제품 판매, 제품 허가의 취소 등 전 주기를 고려한 상세 데이터 요소들을 정의한다.

5. ISO 11616: Regulated pharmaceutical product information

일반의약품(제네릭) 명칭을 다양한 수준에서 정의하며 성분명, 함량(역가) 및 함량 단위 또는 제형, 투약할 수 있는 제제의 형태 등을 포함한다.

SPL

SPLStructured Product Labeling은 HL7이 승인한 약물정보교환용 표준으로 미국

FDA에서 사용되고 있다. 의약품의 위험관리 목적으로 규제기관에서 필요한 제품 라벨정보를 CDA로 구현한 것이다. SPL의 주요 목적은 제품의 라벨링 문서 검토와 편집·저장·보급 및 액세스를 용이하게 하는 것이다. 이를 위해서 전자적 형식 또는 사람이 읽을 수 있는 형식의 제품 라벨을 제공한다. SPL 문서는 시스템 간에 추가적인 변환 단계를 거치지 않고도 호환이 가능하다. 또한 섹션별 기준에 따라서 서로 다른 버전의 라벨링을 비교함으로써 변경 사항을 효율적으로 관리할 수 있다. 라벨 내용에 대한 질의 및 보고 기능을 향상시켜 성별, 인종, 나이 및 지리적 위치에 따라 제품 차이에 대한 분석을 보다 효과적으로 지원하는 표준이기도 하다.[88]

| 임상연구용 표준

신약 및 신의료기술 개발을 위한 다국적·다기관 임상연구가 활성화되면서 표준화된 연구데이터의 생성과 비교에 대한 수요 또한 증가하고 있다. 병원은 대부분 자체 용어와 코드를 사용해서 환자데이터를 생성하고 있으며, 증례기록지의 구조와 형식 또한 다양하기 때문에 효과적인 다기관 연구를 위해서는 표준화된 전자포맷이 반드시 필요하다. 현재 가장 많이 사용되고 있는 연구용 모델은 미국에서 국가표준이 된 CDISC와 단체표준인 CDM이다.

CDISC

임상데이터표준컨소시엄인 CDISCClinical Data Interchange Standards Consortium는 1997년 설립된 임상시험 분야의 표준개발기구다. 모든 임상시험자료의 효율적 처리를 위해서 전자문서의 생성, 교환, 제출, 및 저장 방법을 지원하기 위한 표준을 정의하였다. 2018년에 발표된 국내 식약처의 〈CDISC 관련 가이드라인 모음집〉에 의하면, 신약의 승인 여부를 판단하기 위해 정부기관으로 보고서를 제출하는 과정에 필요한 표준자료 형식을 정의하여 시간과 자원을 효율적으로 줄일 수 있는 표준으로 평가받고 있다. 미국은 2004년부터 신약 허가를 위한 자료 제출은 CDISC로 할 것을 권고하였고, 2016년부터 전자자료 제출 시 표준양식 의무화했으며, CDISC 표준들 중에서 SEND, SDTM, ADaM, Define-XML을 국가표준으로 채택하였다. 2019년 현재 CDISC는 미국과 일본에서 표준으로 채택되었고, 한국와 유럽은 도입을 고려 중이다.

CDM

공통데이터모델, 즉 CDMCommon Data Model, CDM이란 공동연구 목적으로 여러 병원의 정보를 수집하기 위한 표준화된 데이터 포맷이다. 타당도 높은 연구 결과를 확보하기 위해서는 여러 의료기관에서 자료를 수집하고, 데이터의 정제와 비교 과정을 거치게 되는데, CDM은 다기관의 임상자료 확보를 위한 연구용 모델이다. 다기관 임상자료를 확보하고자 하는 기관 및 연구자는 CDM 연구망을 통해 분석 코드를 공개한다. 참여 병원들은 병원정보시스템 또는 데이터웨어하우스에서 데이터를 추출·변환·적재한 후 표준용어와의 매핑 작업을 통해 CDM으로 최종 변환하며 분석 결과만을 연구망에 업로드한다. 환자자료가 외부로 공개되지 않기 때문에 상대적으로 정보보호 문제가 적고, 신속한 자료 수집에 도움이 된다. 하지만 각 기관에서 담당하는 로컬용어와 표준용어와의 매핑이 정확해야 분석 결과의 정합성 또한 보장되며 CDM 버전별 호환성을 고려해야 한다. CDM 종류로는 약물 감시 목적의 Sentinel CDM, 임상연구방법의 평가를 위한 OMOP

CDM 등이 있다. 우리나라 산업통상자원부에서는 CDM을 이용한 분산형 빅데이터 플랫폼 구축사업을 추진 중이다.

▎임상데이터웨어하우스용 표준

　의료빅데이터 활용에 대한 관심의 높아지면서 국내외 대형병원들이 병원정보시스템에서 생성된 의료정보로 임상데이터웨어하우스Clinical Data Warehouse, CDW를 구축하는 사례가 증가하고 있다. 임상데이터웨어하우스를 구축하면 방대한 데이터의 빠른 추출과 분석이 가능해 다양한 2차 자료의 생성과 활용(의료, 근거 및 기술 평가, 지식 발견 및 교육)이 용이해진다. 또한 축적된 데이터로 환자, 질병군, 약품별 치료 효과에 대한 다차원 분석을 통해 진료 질 향상에 도움을 주고 병원 운영에 필요한 각종 정보를 손쉽게 추출할 수 있다. 이에 ISO/TC 215에서는 성공적인 임상데이터웨어하우스 구축과 운영에 필요한 표준을 배포한 바 있다. ISO/TC 215에서 개발한 임상데이터웨어하우스 표준은 2건으로 'ISO/TS 29585 임상데이터웨어하우스의 구축'과 'ISO/TR 22221 임상데이터웨어하우스의 운영을 위한 좋은 원칙과 사례'이다.

임상데이터웨어하우스 구축

ISO/TS 29585는 크게 세 부분(임상데이터웨어하우스의 설계 및 구축에 대한 일반적인 고려 사항, 데이터 집계 및 데이터 모델링, 아키텍처 및 기술 관련 내용)으로 구성된다. 첫 번째 부분은 정보시스템 관리자 및 의료 분야 의사결정자를 위해서 성공적인 임상데이터웨어하우스 구축을 위한 요구 사항 및 절차에 대해 기술한다. 두 번째 부분에서는 통계학자, 역학자, 의료관련 평가 전문가들이 필요로 하는 임상데이터의 적절한 선택과 효과적인 통합 방법을 제시한다. 마지막 부분은 효율적인 아키텍처, 데이터 마이닝 방법, 데이터 쿼리 및 임상데이터웨어하우스의 시각화에 관심 있는 정보학자에게 필요한 내용을 제공한다.

임상데이터웨어하우스의 운영을 위한 좋은 원칙과 사례

ISO/TR 22221은 전자건강기록을 포함한 병원이 보유한 임상데이터를 의료 질 관리, 역학 및 데이터 마이닝을 포함한 분석 도구로 활용하기 위해서 필요한 요구 사항을 정의한 것이다. 데이터 측면에서는 임상데이터웨어하우스의 효율적인 생성과 사용을 위한 원칙을 제시한다. 기술적 측면에서는 실무에서의 응용을 포함한 보안 고려 사항을 포함한다. 본 문건은 임상데이터웨어하우스 정책 및 거버넌스에 대해서 국가 차원에서 공식화할 수 있는 일관되고 포괄적인 원칙을 제공하는 것이 목적이다.

▮환자 식별용 표준

병원 신생아실 앞에 가면 갓 태어난 아기들의 손목에 이름이 새겨진 밴드가 채워진 것을 볼 수 있다. 신생아 식별용 이름표를 손목에 달지 않았던 시기에는 착오로 아기가 바뀌는 사고가 발생하여, 수십 년 간 다른 곳에서 살던 사람이 DNA검사를 통해 친부모를 만나는 경우가 보도되는 일도 있었다. 그런데 신원 확인은 신생아뿐 아니라 병원에서 치료받는 모든 이에게 필요한 조치다. 많은 환자들이 응급실, 외래, 및 입원 병실에서 치료를 받기 때문에 외래진료실과 병실 혹은 수술실에는 같은 진료과, 비슷한 나이, 같은 이름, 동일한 질병을 가진 사람이 있을 가능성이 항상 존재한다. 따라서 병원에서는 의료사고 예방과 체계적인 환자관리 목적으로 바코드를 이용해서 환자의 고유번호를 인식한다. 바코드는 GS1이 만든 표준식별도구로 전 세계적으로 통용되고 있는 식별기술이다. 한 개 병원 내에서는 병원등록번호가 새겨진 바코드 혹은 RFID로 환자를 식별하지만, 복수의 병원끼리 한 사람에 대한 진료정보를 교류할 때는 한국에서 해당 환자를 정확히 지칭할 수 있는 식별용 번호인 환자식별체계Master Patient Index, MPI가 필요하다. 우리나라는 주민등록번호가 있지만 최근 도용 사례가 보고된 바가 있고, 개인정보보호 차원에서 의료목적의 환자식별체계를 보건복지부에서 개발한 바 있다.

보건복지부는 〈진료정보교류표준 고시 적용을 위한 전자의무기록시스템 연계 가이드라인〉에서는 환자식별체계에 대해서 주민등록번호를 대체하여 환자 개인을 식별할 수 있는 시스템이라고 정의하였다. 환자식별체계는 현재 진료정보교류사업에서 환자 등록과 구분 목적으로 사용한다. 또한 진료정보교류사업 참여 병원과 기업은 IHE Profile 중 PIXPatient Identifier Cross-referencing 표준을 구현해야 하는데, 이는 병원마다 상이한 환자등록번호의 상호 참조를 지원하기 위해서다.

| 유통표준코드

GS1

유통표준이란 의약품 및 의료기기와 같은 각종 상품의 식별과 관리를 위한 표준이다. 현재 의료 분야에서 가장 많이 사용되고 있는 유통물류표준은 GS1Global Standards #1이다. 의료, 운송, 유통, 물류, 화학, 군수 등 10여 개 업종에 100만 개 이상의 기업이 GS1 국제표준을 사용하고 있다.[89] GS1 표준의 핵심 구성 요소인 GTINGlobal Trade Item Number은 전 산업에서 사용되고 있는 GS1 표준용어다. GTIN은 국내 또는 국외로 유통되는 상품을 식별하는 데 사용되는 국제표준상품코드로, 8자리GTIN-8, 13자리GTIN-13 또는 14자리GTIN-14 숫자로 구성된다. 주로 소비자에게 판매되는 소매상품이나 물류센터에서 유통되는 박스나 팔레트 등의 물류단위를 식별할 목적으로 사용한다. 병원에서는 환자 식별용 바코드, 수술용 기구, 약품의 이력 추적에 GS1 표준을 사용한다. 현재 의약품표준코드KD Code는 복지부 고시 〈의약품 및 RFID Tag의 사용 및 관리 요령〉에 따라 GS1의 GTIN을 사용한다. 또한 식약처 고시 〈의료기기 표준코드의 표시 및 관리 요령〉에 따라 2019년 7월 1일부터 국내 의료기기의 표준도 GS1의 GTIN을 도입하였다.

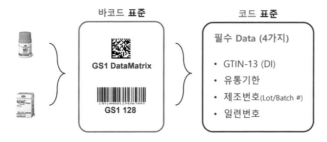

그림 4-25. GTIN 기반 의약품 식별용 바코드 [출처: 이승률. 2018. 〈GS1 UDI 국제표준〉. GS1 코리아 2018.]

바코드

바코드barcode는 기계(스캐너 등)로 판독하여 특정 데이터(의약품 및 의료기기 표준코드 등)를 수집하는 기술을 말한다. 바코드 기술의 핵심 구성 요소 중 하나인 바코드 심볼은 막대bar 모양으로 생긴 부호code라는 뜻으로, 굵기가 서로 다른 검은 막대와 흰 막대가 연속적으로 배열된다. 바코드는 일차원 또는 이차원이냐에 따라 인식 원리가 달라진다. 현재 전 세계 여러 산업에서 가장 많이 사용하는 EAN-13 바코드는 0부터 9까지 표현 가능한 바코드로 국제적 약속에 의해 특정 단위 길이의 패턴에 따라 0부터 9까지 숫자로 해석된다.

RFID

RFIDRadio-Frequency Identification는 무선RF으로 태그Tag에 입력된 데이터를 수집

하는 기술을 말한다. RFID 태그에는 일반적으로 상품 식별과 관련된 데이터가 저장되어 있으며, 관련 상품에 부착되어 전파를 통해 태그 내 데이터를 전송하는 역할을 담당한다. RFID 구성 요소로는 태그와 판독기가 있다. 태그는 안테나와 집적회로로 이루어지는데, 집적회로 안에 정보를 기록하고 안테나를 통해 판독기에게 정보를 송신한다. 바코드시스템이 광원을 이용해 데이터를 판독한다면 RFID는 전파를 이용해서 판독한다. 따라서 바코드 판독기처럼 짧은 거리에서만 작동하지 않고 먼 거리에서도 태그를 읽을 수 있으며, 장애물이 있더라도 어느 정도 회피하여 정보를 수신할 수 있다.

▎국가표준

보건의료용어표준(KOSTOM)

보건의료용어표준은 2004년 12월부터 2009년 11월까지 진행된 '보건의료정보표준화 연구'의 주요 산출물이다. 연구 종료 이후부터 사회보장정보원에서 보건의료용어표준의 배포와 관리 업무를 담당하고 있다. 보건의료용어표준은 국내 보건의료정보시스템 간 상호운용성 보장을 위해 다양한 용어의 정확한 의미 전달을 목표로 개념화한 용어체계다. 2014년 상반기까지는 KOSTOM_{Korean Standard Terminology Of Medicine}이라는 명칭을 사용했으며, 〈보건의료기본법〉 제3조 및 제57조에 의해 국가표준으로 제정되었다.

보건의료용어표준은 국제표준용어가 포함하지 않은, 국내 의료인들이 사용하는 한글 의료용어를 포함하고 있으며, 국내 의료환경을 고려한 용어의 집합이다. 현재 공공의료기관, 중소병원의 정보화사업 지원 등에 사용되고 있다. 미국 UMLS와 연동하기 위한 식별코드를 테이블에 포함하고 있으며, 그 특징은 다음과 같다.[90]

항목명	데이터 타입	세부 내용	비고
개념코드	문자	• 각 개념에 할당된 9자리 코드 「H+numeric number」 • 대표용어 : 개념코드 = 용어코드 • 동의어 : 개념코드 ≠ 용어코드 • 코드는 무의미한 일련번호	216,698개
용어코드	문자	• 각 용어에 할당된 9자리 코드 「H+ numeric number」	321,217개
영문명	문자	• 용어의 영문명	
한글명	문자	• 용어의 한글명	
UMLS	문자	• UMLS(통합의료용어시스템)의 CUI(개념코드)	8자리
버전	문자	• 고시 버전	3.0
참조분류	문자	• 외부참조분류체계(KCD, ICD-9-CM, LOINC 등)	
참조코드	문자	• 외부참조용어체계의 코드	

표 4-15. 보건의료용어표준의 테이블 세부 내용 [출처: 보건의료정보표준 홈페이지.]

- 개념 기반: 동일한 개념을 서로 다른 용어로 표현하더라도 동일한 의미를 지원
  할 수 있도록 구조화(대표어 및 동의어)
- 국내외 호환성: UMLS, 국제검사용어표준LOINC, 국제간호실무분류체계ICNP 등
  국제표준과의 상호호환을 위해 코드를 부여하고 한국표준질병·사인분류KCD 및
  건강보험요양급여비용코드EDI와 상호연계코드 부여

보건의료용어표준을 표준용어체계 측면에서 평가하면 구조와 기능면에
서 보완이 필요하다. 즉, 구조면에서 표준용어체계를 구성하는 기본 단위
인 '개념'에 대한 '정의'가 포함되어야 한다. 개념과 개념이 '의미적 관계'
로 묶여 있지 않기 때문에 임상의사결정지원의 목적으로 사용하기 어렵다.
개념별 맥락 정보가 없기 때문에 동의어가 있을 때 무엇을 선택해서 써야

no.	분야	개수	내용
1	진단용어	78,609	한국표준질병·사인분류(KCD) 용어 및 의료현장 임상용어로 구성
2	의료행위용어	20,498	국제의료행위분류(ICD-9-CM volume III) 및 의료현장 임상용어로 구성
3	임상검사용어	59,228	국제임상검사용어체계(LOINC) 기반으로 구축, 6개 축으로 구분 표기
4	방사선의학용어	17,689	영상의학과 핵의학 분야 검사·시술 용어를 3개 축(장비명, 부위명, 방법명)으로 구분 표기
5	치과용어	7,021	한국표준질병·사인분류(KCD) 및 국제의료행위분류(ICD-9-CM) 중 치과용어 추출·구성
6	보건용어	3,420	지역보건법, 보건사업지침을 기본으로 보건소 업무 관련 용어
7	간호	11,064	임상간호분류체계(CCC) 기반 진술문 및 국제간호실무분류체계(ICNP) 기반 용어로 구성
8	한의학	375	한의학 분야에서 통용되는 인체 14경맥 및 표준경혈 명칭 용어를 기반으로 구성
9	기타 용어	93,680	의사협회 의학용어집, 의무기록용 용어 등 일반적인 용어
	용어 계	321,217	※ 분야별 용어 중복 제거
10	진료용 그림	540	진료와 의료행위 기록에 필요한 인체 그림(체형·골격, 머리·목, 장기·계통)과 진단·기록용 그림

표 4-16. 분야별 서브세트(Subset) 테이블 세부 내용 [출처: 보건의료정보표준 홈페이지.]

하는지 기준이 없기도 하다. 기준이 없기 때문에 용어 사용자 및 시스템별로 선택 기준이 달라져서, 여러 사용자 및 시스템 간 상호운용성을 확보하기 어렵다. 또한 기능면에서 보건의료용어표준을 검색하고 로컬 용어와 매핑할 수 있는 검색기가 없어서 일선 병원에서 활용하기 어려우며, 국제질병분류 내용을 담고 있지만 다른 용어와의 의미적 관계 정보를 알 수 없도록 설계되어 있어 연구용으로 활용하기 어렵다는 한계점이 있다.

의약품표준코드(KD)

의약품표준코드KD 코드; Korea Drug Code는 표준코드에 따라 바코드를 표기하도록 하고, 안전한 사용 관리가 필요한 의약품은 이력추적이 가능하도록 함으로써 의약품 물류관리 효율성을 제고하고 안전성을 확보하기 위한 표준이다. 의약품표준코드는 기존 의약품 바코드와 건강보험급여의약품 제품코드(EDI 코드)를 통합하기 위해 고안되었으며 국가코드(3자리), 업체코드(4자리), 품목코드(5자리), 검증 번호(1자리)로 구성된다. 법적 근거는 〈의약품 등의 안전에 관한 규칙〉 제69조 및 제71조로, 이 조항은 의약품의 용기나 포장에 바코드 또는 전자태그를 기재하고 이를 판독기로 인식하여 다른 의약품으로 오인되지 않도록 정확하게 표시할 것을 정하고 있다. 또한 보건복지부 고시 〈의약품 바코드와 RFID Tag의 사용 및 관리 요령〉에 따라 의약품표준코드는 GS1 GTIN을 사용한다. 의약품표준코드 부여 주체는 의약품관리종합정보센터이며, 의약품 생산·수입 실적, 공급내역 보고, 바코드, 보험청구코드 목적으로 활용된다. 보건복지부가 고시한 진료정보교류사업에서는 약품 처방 내역을 의약품표준코드로 표현할 것을 명시하고 있다.

진료정보교류 문서

'진료정보교류'란 사전 동의하에 환자의 진료기록을 원하는 의료기관으로 안전하게 송수신하여, 의료진이 진료에 참조할 수 있도록 하는 서비스다. 2016년 진료정보교류의 법적 근거가 마련됨에 따라 보건복지부는 교류용 서식인 진료의뢰서, 진료회신서, 진료기록 요약지, 영상의학판독소견서를 표준문서로 지정한 바 있다.

진료의뢰서의 기본 정보 항목의 세부 내용은 다음과 같다.

필수 여부 구분 : R(필수), R2(해당 사항 있을 시 필수), O(선택)

항목 분류		필수여부	세부 항목	필수여부	세부 항목설명
공통 사항	문서정보	R	임상문서명	R	문서서식 명칭
			임상문서코드	R	문서서식 코드
			문서 ID	R	해당 CDA 문서 고유 ID
			의뢰(회송) 번호	R	의뢰·회송서의 고유번호 - 요양기관 기호+발생일+일련번호
	환자정보	R	환자 ID	R	의료기관에서 생성한 환자 ID
			성명	R	환자 성명
			생년월일	R	환자 생년월일(YYYYMMDD)
			환자성별코드 명칭	O	환자성별코드 명칭 - HL7 Administrative Gender 코드명
			환자성별코드	O	환자성별코드 - HL7 Administrative Gender 코드
			연락처	O	환자 전화번호
			주소	O	도로명, 도로번호, 상세주소, 우편번호 등으로 구성
			진료구분코드 명칭	R2	외래/입원 등 구별자 - HL7 Act코드 명칭
			진료구분코드	R2	외래/입원 등 구별 코드 - HL7 Act코드
	의료기관정보	R	의료기관 식별번호	R	의료기관의 교류객체등록번호
			요양기관 기호	R	건강보험심사평가원 요양기관 기호
			요양기관명	R	요양기관명
			요양기관 연락처	R	요양기관 전화번호
			주소	O	도로명, 도로번호, 상세주소, 우편번호 등으로 구성
	진료의	R	의료진 성명	R	의료진 성명
			의료진 면허번호	R	의료진 면허번호
			의료진 연락처	O	의료진 전화번호
			진료과명	R	진료과 명칭 - 건강보험심사평가원 진료과 명칭
			진료과 코드	R	진료과 코드 - 건강보험심사평가원 진료과 코드
	문서작성자	R	문서작성자 ID	R	문서작성자의 병원내 직원 ID
			문서작성자 성명	R	문서작성자 성명
			문서작성자 연락처	O	문서작성자 전화번호
진료의뢰서, 진료회송서만 해당	수신기관정보	R	의료기관 식별번호	R	의료기관의 교류객체등록번호
			요양기관 기호	R	건강보험심사평가원 요양기관 기호
			요양기관명	R	요양기관명
			요양기관 연락처	R	요양기관 전화번호
			의료진 성명	O	수신기관 측 의료진 성명
			주소	O	도로명, 도로번호, 상세주소, 우편번호 등으로 구성
			진료과명	O	진료과 명칭 - 건강보험심사평가원 진료과 명칭
			진료과 코드	O	진료과 코드 - 건강보험심사평가원 진료과 코드

* R2: 의뢰한 진료건과 관련된 최근 정보로서 의료인이 교류에 필수적이라고 판단한 정보
** 세부 항목 구성 및 자세한 사항은 지침서에서 제시

표 4-17. 표준문서의 헤더(header)를 구성하는 세부 항목 [출처: 보건복지부, 사회보장정보원. 2017. 〈진료정보교류사업 소개〉.]

임상문서의 명칭과 환자 성명 등 인스턴스를 설명하기 위한 메타데이터 항목이 포함되어 있음을 알 수 있다. 데이터의 '필수 여부 구분'은 필수 항목이며, 해당 사항이 있을 시 필수 또는 선택 항목으로 분류된다.

진료정보교류 문서의 바디를 구성하는 항목은 다음 표와 같다.

필수 여부 구분 : R(필수), R2(해당 사항 있을 시 필수*), O(선택)

항목 분류	필수 여부	항목명	필수 여부	항목 설명
진단 내역	R	진단 일자	R	해당 상병의 진단 일자
		상병명	R	상병코드 명칭-보건의료용어표준(진단), KCD7
		상병코드	R	상병코드-보건의료용어표준(진단), KCD7
약물 처방 내역	R2	처방일시	R	처방된 약품의 처방일시
		처방약품명	R	처방된 약품의 KD코드 명칭
		처방약품코드	R	처방된 약품의 KD코드
		주 성분명	O	처방된 약품의 ATC 주성분 코드 명칭
		주 성분코드	O	처방된 약품의 ATC 주성분 코드
		용량	R	처방된 약품의 1일 투약 총 용량
		복용 단위	R	처방된 약품의 1일 투약 총 용량 단위
		횟수	R	처방된 약품의 1일 투여 횟수
		투여 기간	R	처방된 약품의 총 투약 일수
		용법	O	처방된 약품의 용법 정보(처방전에 표시되는 형태)
검체검사 결과	R2	검사일시	R	해당 검사 수행/시행 일시
		검사항목명	R	해당 검사의 명칭-보건의료용어표준(검사), 심평원 EDI
		검사항목코드	R	해당 검사의 코드-보건의료용어표준(검사), 심평원 EDI
		검사명	R	세부 검사의 명칭(문자열)
		검사결과값	R2	세부 검사의 결과값(수치 결과 또는 문자열)
		참고치	O	해당 검사 결과에 대한 참고치
병리검사 결과	R2	검사일시	R	해당 검사 수행/시행 일시
		검사명	R	해당 검사의 명칭-보건의료용어표준(검사), 심평원 EDI
		검사코드	R	해당 검사의 코드-보건의료용어표준(검사), 심평원 EDI
		검사결과값	R2	해당 검사의 결과값(수치 결과 또는 문자열)
영상검사 결과	R2	검사일시	R	해당 검사 수행/시행일시
		검사명	R	해당 검사의 명칭-보건의료용어표준(방사선), 심평원 EDI
		검사코드	R	해당 검사의 코드-보건의료용어표준(방사선), 심평원 EDI
		검사결과값	R2	해당 검사의 결과값(수치 결과 또는 문자열)
기능검사 결과	R2	검사일시	R	해당 검사 수행/시행일시
		검사명	R	해당 검사의 명칭-보건의료용어표준(검사), 심평원 EDI
		검사코드	R	해당 검사의 코드-보건의료용어표준(검사), 심평원 EDI
		검사결과값	R2	해당 검사의 결과값(수치 결과 또는 문자열)

수술내역	R2	수술 일자	R	수술 일자
		수술명	R	수술명-보건의료용어표준(의료행위), ICD-9-CM
		수술코드	R	수술 코드-보건의료용어표준(의료행위), ICD-9-CM
		수술후 진단명	O	수술후 진단명-보건의료용어표준(진단), KCD7
		마취종류	O	마취 유형
알레르기 및 부작용	R2	등록 일자	R	알레르기별 등록 일자
		알레르기 요인	R	알레르기 요인 명칭
		알레르기 요인코드	R	알레르기 요인코드
		알레르기명	O	알레르기명
		반응	O	알레르기 반응

표 4-18. 표준문서 바디(BODY)를 구성하는 세부 항목 [출처: 보건복지부. 사회보장정보원. 2017. 〈진료정보교류사업 소개〉.]

또한 진료의뢰서, 회송서 및 요약서를 XML로 구현하면 다음과 같은 형식이다.

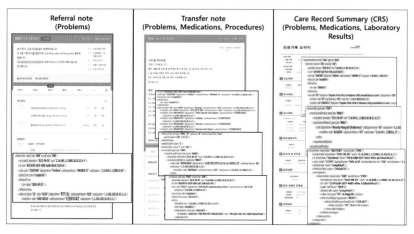

그림 4-26. 표준문서 구현의 예 [출처: 보건복지부. 사회보장정보원. 2017. 〈진료정보교류사업 소개〉.]

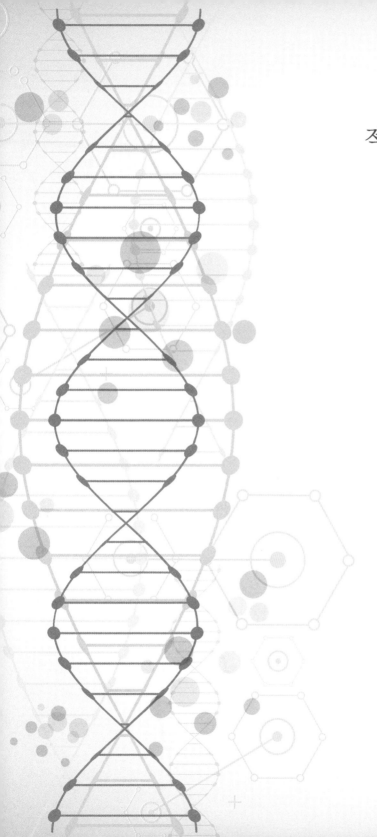

5
적합성 평가

┃적합성 평가 개요

융복합 제품의 등장으로 소비자는 디자인, 구성, 기능, 내구성, 안전성 등 확인해야 할 사항이 점점 증가하는 시대에 살고 있다. 그렇다면 다양한 기능을 가진 제품을 구매할 때 소비자가 가장 중요하게 생각하는 것은 무엇일까? 제품에 대한 충분한 정보가 주어지지 않을 경우, 디자인이나 외양만으로 판단해 제품을 구매하고 사용할 가능성이 높다. 적합성 평가 Conformity Assessment, CA는 이러한 소비자들에게 해당 제품이 국제 규격과 안전 규정을 충족하는지 여부를 공식적으로 확인해주기 위한 일련의 절차다.

국제교역의 증가, 국경을 넘나드는 의료제품과 건강정보가 많아지면서 적합성 평가 또한 매우 중요해지므로 본 장에서는 적합성 평가에 대해 살펴보고자 한다.

정의

WTO/TBT 협정문에서는 적합성 평가를 '기술 규정 또는 표준 요건이 충족되었는지를 결정하기 위해 직간접적으로 사용하는 모든 절차'로 정의한다. ISO/IEC 17000에서는 적합성 평가를 '평가 대상(제품, 절차, 시스템 및 기관)이 평가에서 요구하는 규정의 충족 여부를 입증해주는 행위'로 규정한다. 미국 국립표준기술연구소인 NIST에서는 적합성 평가를 '제품, 프로세스, 시스템, 사람 또는 신체에 대한 특정 요구 사항이 충족되었음을 입증하는 것'이라고 정의한다.

유럽집행위원회EC에서는 제품이 시장에 출시되기 전에 적합성 평가가 이루어져야 하고, 모든 입법 요구 사항이 충족되었음을 입증해야 하며, 여기에는 시험과 검사 및 인증이 포함된다고 밝혔다. 적합성 평가는 표준규격 준수의 여부를 공식적으로 평가하는 과정이므로 표준 구현 단계에서 매우 중요한 절차라고 할 수 있다. 이를 통해 평가 대상인 제품이나 기술이 표준을 제대로 준수했는지 확인할 수 있으며, 표준기술 규격의 구현 여부를 시험할 수 있다. 시험은 표준 적합성을 공식화하는 인증을 위한 사전 단계다.

목적

적합성 평가를 통해 구매자, 판매자, 소비자 및 규제기관은 글로벌 시장에서 공급되는 제품이 특정 요구를 충족하는지 조사하고 검증할 수 있다. 적합성 평가 절차는 제품, 서비스, 시스템, 단체 등이 필수적인 요구 사항을 갖추고 있는지 확인하는 수단이며, 입증 과정을 통해 제품의 신뢰성과 안전성을 확인하게 한다.

대상 및 수행기관

적합성 평가의 대상은 서비스를 포함하여 제품, 프로세스, 시스템, 문서 등이며, 적합성 평가 활동은 많은 유형의 조직이나 개인이 수행할 수 있다.[91] 또한 공급업체나 제조업체, 제품의 구매자나 사용자가 수행할 수 있으며, 또한 이러한 거래 당사자와 아무런 이해관계가 없는 독립적인 주체인 제3자, 규제 요구 사항과 관련된 적합성 평가 업무를 하는 정부가 수행 가능하다.[92]

┃ 적합성 평가 유형

　적합성 평가는 시험testing, 검사inspection, 인증certification, 인정accreditation을 포함한다.[93] 세부적으로는 공급업체의 적합성 선언, 샘플링 및 시험·검사·인증, 경영시스템 평가와 등록, 해당 활동 및 인정프로그램 수행 능력 검증을 포괄한다. 표준은 이러한 적합성 평가의 모든 측면과 결부되어 있으며, 적합성 평가 계획이나 프로그램의 결과에 직접적인 영향을 준다. 표준은 제품에서 필요한 특성이나 요구 사항을 정의한 것이므로 제품과 적합성 평가 활동과의 중요한 연결고리인 셈이다. 특정 적합성 평가 계획 또는 프로그램은 하나 이상의 적합성 평가 활동을 포함할 수 있다. 이러한 각각의 활동은 별개의 작업이지만, 밀접하게 상호 연관되어 있다.

시험

　시험은 하나 이상의 대상 또는 제품의 특성을 결정하는 것이며, 일반적으로 공인된 실험실에서 수행된다.

검사

검사는 제품이 지정된 기준을 충족하는지 여부를 정기적으로 확인하는 것으로 설계, 제품, 프로세스, 설치 여부 등을 조사하고, 표준 요구 사항에 대해 적합 여부를 결정하거나 전문적 판단에 근거하여 적합성을 결정한다.[94] 검사 대부분이 육안에 의존하기 때문에 검사자의 주관적 측면을 배제하기 어렵고 상당한 재량권이 허용된다.

인증

인증이란 독립된 인증기관이 제품이나 서비스 또는 시스템 등을 평가하여 인증기준(표준·기술기준)에 적합하다는 것을 서면으로 보장하는 행위다. 즉, 표준을 충족한다는 것을 서면으로 보증하며 인증은 제품, 프로세스, 시

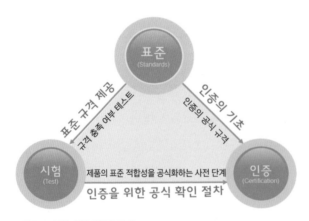

그림 5-1. 표준, 시험, 인증의 관계

스템 또는 사람과 관련된 제3자에 의한 증명 발행이다.[95] ISO 표준 중 하나에 대한 인증을 병원이나 기업이 받는 것은 효과적인 품질관리시스템을 갖추고 있음을 외부인에게 보여주는 방법이다. 그러므로 제3자 인증기관의 독립성은 적합성 평가 활동의 모든 이해당사자들(규제 당국, 제조자, 소비자 등) 간 이해의 균형을 위해 중요하다.[96]

인정

인정은 '인정기관' 또는 '인정기구'로 불리는 권한 있는 기관에서 시험기관이나 품질시스템등록기관, 제품인증기관(이하 적합성 평가기관)을 평가하고 그 능력을 보증하는 절차를 말한다. 즉, 인정은 인증기관, 시험기관, 검사기관 등 특정 업무를 수행하는 기관이 주어진 요건에 적합함을 평가하여 자격이 있다고 지정해주는 행위다. 특정 기관이 적합성 평가 업무를 수행하는 데 적격하다는 사실을 제3자에 의한 공식적 증명 발행으로 실증하는 것이다.[97]

적합성 평가 종류와 효과

적합성 평가의 종류는 평가 주체에 따라 세 가지로 나뉜다.

제1자 적합성 평가(자가 선언)

'제1자 적합성 평가'는 제조자 또는 공급자가 자신의 책임하에 제품의 적합성을 입증하기 위하여 필요한 시험 및 기타 적합성 평가 활동을 수행했다고 선언하는 것이다. 일반적으로 회사는 사내에서 시험 및 검사를 포함한 일반적인 적합성 평가 활동을 수행한 다음 SDoC Supplier's Declaration of Conformity를 제공하게 되는데, 이는 자사 제품에 큰 위험 요소가 없고 표준을 준수했다는 것을 거래 상대방에게 보증할 목적으로 시행한다. 일부 국가에서는 주로 위험 요소가 낮거나 없는 제품에 대한 SDoC를 승인한다. 가장 저렴하며 일반적인 형태의 적합성 평가 방식이다.

제2자 적합성 평가

'제2자 적합성 평가'란 구매자나 사용자처럼, 제품 및 서비스에 관심이 있는 개인이나 조직에 의해 수행되는 적합성 평가를 말한다. 일반적으로 정부나 주요 제조업체에서는 구입하는 제품 및 서비스에 대한 자체 적합성 평가를 수행한다. 여기에는 공급된 제품의 품질을 보장하기 위해 수행되는 시험시설 및 특별평가 절차가 포함될 수 있다. 그 목적은 일반적으로 공급 업체가 자사 적합성 평가를 수행했다는 보다 나은 확신을 얻는 것이다.

제3자 적합성 평가

'제3차 적합성 평가'는 판매자나 구매자가 아닌, 독립적인 개인 또는 단체에서 수행하는 적합성 활동을 지칭한다. 일반적으로 '인증'이라고도 하며, 가장 높은 수준의 신뢰를 제공한다. 제3자 적합성 평가는 주로 인증기구에 의해 진행되고, 인증기구는 통상적으로 영리를 목적으로 하는 회사이기 때문에 자사 적합성 평가에 비해 비용이 많이 소요된다.

IEC에서는 세 가지 형식의 적합성 평가를 모두 지원하지만, 제3자 적합성 평가를 기본으로 한다. 따라서 제품 및 시스템의 안전성·신뢰성 및 성능을 보장하기 위해 독립적인 시험 및 인증을 제공한다.[98]

효과

제조자가 적합성 평가를 통해 인증을 받으면 소비자 및 이해관계자들에게 해당 제품 및 서비스, 시스템에 대한 신뢰를 주게 되므로 시장에서의 경쟁력 제고 효과가 나타난다. 특히 규제기관이 요구하는 안전이나 환경적 조건을 충족시킬 수 있도록 도와준다.

표준과 적합성 평가

잘 정리된 표준은 요구 사항에 대한 적합성을 평가할 수 있도록 작성된다. 디자인보다 제품의 기능과 작동에 관해 설명하며, 정확하고 측정 가능한 사양을 제공한다. 표준은 신뢰성 있고 재생산 가능한 시험과 방법을 요구할 수 있어야 한다. 즉, 제1자(제조자)나 제2자(사용자) 또는 제3자(인증기관) 어디서든 사용할 수 있어야 한다. 이러한 특성의 표준은 적합성 평가로의 연결이 쉽고 성공적임을 말해준다.

Ⅰ 보건의료정보 분야의 적합성 평가 필요성

    보건의료정보의 공유를 위한 인프라(의료정보의 디지털화, 병원정보시스템, 스마트폰을 통한 의료정보 조회 등)가 확산되면서 표준 준수 여부를 객관적으로 시험하고 인증하는 적합성 평가의 중요성 또한 크게 증가하고 있다. 적합성 평가 과정 없이는 해당 표준을 제대로 구현했는지 확인할 방법이 없으며, 설령 보건의료정보표준을 기반으로 생성된 정보라고 하더라도 오류를 포함하고 있을 가능성을 배제하기 힘들다. 따라서 표준 적합성 여부를 평가하는 것은 한 사람의 진료기록에서 의료정보의 정합성을 유지하는 것은 물론, 의료기관 내 여러 진료과로 정확한 의미 전달을 보장해준다. 그러나 우리나라는 보건의료표준의 적합성 평가제도 자체가 설계되지 않았다. 비즈니스 국경이 사라지면서 전 세계가 표준 경쟁에 돌입한 지 오래지만, 한국은 적합성 평가를 전적으로 해외에 의존하고 있다. 본 장에서는 해외 적합성 평가 사례와 국내 KOLAS 제도를 살펴보도록 하겠다.

I 미국 ONC 인증제도

Meaningful Use 기반 전자건강기록 인증프로그램

Meaningful Use(이하 MU)는 미국이 2009년에 법적 근거*를 마련하고 2010년부터 표준화된 전자건강기록시스템의 사용 여부에 따라 인센티브를 제공하는 인증프로그램이다. 미국 보건성 CMS, ONC, NIST 간의 정책 및 실무 협력을 통해 제3자 적합성 평가 형태로 운영되고 있다. 적합성 평가는 국제기구의 원칙에 입각하여 추진되며, ISO 및 IEC에서 제공하는 표준과 평가 프레임워크를 활용한다. 미국 건강정보기술조정국인 ONC에서는 적합성 시험을 수행하거나 인증을 부여할 수 있지만, 다른 조직이 적합성 평가 기능을 승인할 수 있도록 시험기관 인정기구를 활용한다. 또한

---

* 미국은 2009년 〈미국 재건과 및 재투자법(American Recovery and Reinvestment Act of 2009, ARRA)〉을 제정하고, 이 법에 건강정보기술의 채택을 촉진하고 확대하기 위한 〈경제 및 임상보건법(The Health Information Technology for Economic and Clinical Health Act, HITECH Act)〉을 포함했다. Meaningful Use의 법적 근거가 〈HITECT Act〉이다.

수집 및 교환 목록		표준
정보 교환	정보 교환	Consolidated CDA
	증상	SNOMED CT
	진단	ICD-10-CM, SNOMED CT
	투약	RxNorm
	처치	SNOMED CT, CPT-4
	인종	OMB Standards
	검사 결과	LOINC
공중보건	질 지표	HL7 IG for CDA R2: QRDA
	예방 접종	HL7 IG, HL7 Standard Code Set
	감시	HL7 IG for PHIN
	검사 결과	HL7 IG for ELR to Public Health, LOINC & SNOMED CT
전자 처방	내용 교환	NCPDP, SCRIPT
	약품용어	RxNorm

표 5-1. MU용 표준

전자건강기록시스템과 제반 건강정보기술에 대한 기능성, 상호운용성, 보안성에 관한 품질 요구 사항을 제공하고, 이러한 기준을 충족한 기관과 제품에 인증을 부여한다. ONC에서 제시한 표준을 준수해서 정보를 생성하고, 인증 모듈 또는 제품을 사용해서 '의미 있는' 사용 결과를 보고한 의료기관 및 의료공급자를 대상으로 인센티브를 제공한다.

Meaningful Use 단계

MU는 앞서 기술한 바와 같이 인증된 표준 기술을 채택하므로 의료 질과 국민 보건의 향상, 프라이버시 및 보안 확보 등의 주요 목표 달성을 의미한다. MU의 목표 달성을 위해 ONC에서는 3단계 계획을 수립해서 추진하고 있다.

1. MU 1단계: 데이터 수집과 공유

2011년부터 적용된 MU 1단계의 목표는 '표준화된 데이터 수집과 공유 data capture and sharing'였으며 그 내용은 다음과 같다.

- 표준화된 전자건강정보 수집
- 수집한 건강정보를 이용한 주요 임상증상 추적
- 수집한 의료데이터를 활용한 진료 협력
- 의료의 질 측정 보고 및 공중보건데이터 보고
- 환자와 그 가족의 진료에 필요한 정보 사용

2. MU 2단계: 진료 과정 효율화

2014년부터 적용된 MU 2단계 목표는 '진료 과정의 효율화advance clinical process'였다. 전자건강기록의 상호호환성을 확보할 수 있도록 환자정보를 진료에 활용하기 위해 충족해야 할 요구 사항은 다음과 같다.

- 환자 포털 및 전자건강기록시스템을 통해 환자 자신의 건강정보에 액세스 가능
- 진단 및 치료를 포함한 의사 노트의 전자 캡처
- 환자를 치료 권장 사항에서 제외시키는 이유
- 다양한 의료기관 간 환자정보 교환

3. MU 3단계

2016년부터 적용된 MU 3단계 목표는 '임상성과 향상Improved outcomes'이며, 중점적인 내용은 다음과 같다.

- 보다 나은 의료성과(질, 안전성, 효율성) 향상

- 자기관리 도구를 통한 환자의 접근

- 환자 중심의 의료데이터 교환을 통한 포괄적인 환자데이터로의 접근

- 의료성과 향상

　ONC에서는 CMS가 선정한 인증기준, 구현 규격, 표준 등에 대한 의료
정보통신 모듈의 시험과 인증을 위한 기능 그리고 적합성 시험 요구 사항
을 개발한다. 또한 전자건강기록시스템의 기능성과 보안성 및 상호운용성
확보 등 품질기준을 충족하는 경우 인증 등급을 차등화하고 인센티브를 지
급한다. ONC의 의료정보기술 인증은 전자건강기록의 도입 및 활용기관
을 대상으로 부여하는 것으로, 미국 보건성의 표준에 따라 독립적 인증기
관ONC-ATCB이 인증을 수행한다.

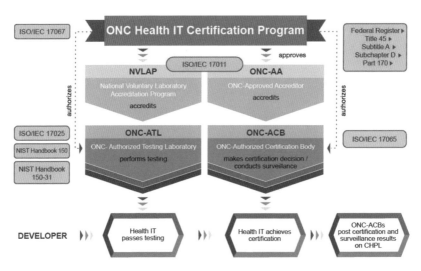

그림 5-2. ONC Health IT 인증프로그램의 구조 [출처: https://www.healthit.gov/topic/certification-ehrs/
about-onc-health-it-certification-program.]

ONC에서는 상호운용이 가능한 의료정보기술Health IT의 보급을 촉진하기 위해 NIST를 통해 시험 도구를 제공하고, 자발적 인증프로그램을 준수하도록 하는 제도를 포함했다. ONC 인증프로그램에서 NIST의 역할은 의료정보기술 인증프로그램을 지원하기 위해 필요한 기능과 적합성 시험 요구 사항의 개발, 시험 사례 및 도구의 개발이다.

NVLAP 역할

NIST에서 관리하는 NVLAPNational Voluntary Laboratory Accreditation Program는 국가 차원의 자발적 실험실 인정프로그램으로, 정부기관 또는 민간 조직의 요청으로 시험 및 교정연구소에 제3자 인증을 제공한다. NVLAP 공인연구소에서는 ISO/IEC 17025: 2017(시험소 및 교정기관의 자격에 관한 일반 요구 사항)에 명시된 관리 및 기술 요구 사항을 평가한다. ONC에서는 건강정보기술시험과 인증프로그램을 개발하고 유지하기 위해 NVLAP 공인인정기구와 협력해왔다. NVLAP에는 ONC 의료정보기술 인증프로그램에서 시험용 실험실을 인가하고 감독하는 책임이 있다.

ONC ATL 역할

ONC-ATL(ONC 공인시험소)은 NVLAP에서 공인한 시험기관으로, ONC의 표준 및 인증에 대한 적합성을 결정하기 위해 의료정보기술의 시험을 수행하는 기관이다. 기준에 따른 ONC 승인 시험 방법을 사용하며, 이 외에도 ONC-AA(ONC 승인 인가업자)는 ONC가 인정한 기관으로 인증프로그램 요구 사항에 따라 ONC-ACB(ONC 인증기관)를 감독한다. ONC-ACB에서는 제공된 시험 결과를 기반으로 의료정보기술을 인증한다. ONC에서는 시험 방법(시험 절차 포함), 시험 도구(관련 시험자료 포함) 등을 개발한다. ONC 외부에서 개발된 시험 절차 및 도구는 검토 및 승인을 위해 국가 코디네이터에게 제출할 수 있다.

ONC 인증프로그램용 적합성 평가 표준

ONC 의료정보기술 인증프로그램인 MU는 국제표준 기준에 따라 추진된다.

- ISO/IEC 17011: 적합성 평가-인정기관에 대한 일반 요구 사항
- ISO/IEC 17025: 시험소 및 교정기관의 자격에 관한 일반 요구 사항
- ISO/IEC 17065: 적합성 평가-제품과 프로세스 및 서비스를 인증하는 기관의 요구 사항
- ISO/IEC 17067: 적합성 평가-제품 인증의 기본 사항 및 제품 인증제도에 대한 지침

ONC 인증프로그램용 보건의료정보표준

ONC 인증에 필요한 보건의료정보표준은 미연방 규정인 'Code of Federal Regulation$_{CRF}$'에 명시되어 있으며, [그림 5-3]과 같이 각 표준의 버전과 적용 가이드를 포함하고 있다. 예시에서 '§ 170.205'는 전자의료정보의 교환을 위한 콘텐츠 표준과 적용 스펙에 관한 표준을 규정하고 있으며, 환자요약기록인 Patient Summary Record 표준으로 HL7 CDA R2와 CCD를, 적용 스펙으로 HITSP Summary Documents를 제시했음을 알 수 있다.

§ 170.205 Content exchange standards and implementation specifications for exchanging electronic health information.
The Secretary adopts the following content exchange standards and associated implementation specifications:
(a) Patient summary record—
(1) Standard. Health Level Seven Clinical Document Architecture (CDA) Release 2, Continuity of Care Document (CCD) (incorporated by reference in § 170.299). *Implementation specifications.* The Healthcare Information Technology Standards Panel (HITSP) Summary Documents Using HL7 CCD Component HITSP/C32 (incorporated by reference in § 170.299).

(2) *Standard.* ASTM E2369 Standard Specification for Continuity of Care Record and Adjunct to ASTM E2369 (incorporated by reference in § 170.299).

(3) *Standard.* HL7 Implementation Guide for CDA® Release 2: IHE Health Story Consolidation, (incorporated by reference in § 170.299). The use of the "unstructured document" document level template is prohibited.

그림 5-3. MU 인증을 위한 표준(일부) [출처: § 170.205, https://www.govinfo.gov.]

ONC 인증 유형

ONC 인증을 받고자 하는 병원 및 업체는 아래와 같이 인증 유형을 선택할 수 있다. 즉, (a) 전체 전자건강기록시스템 인증 (b) 전자건강기록의 일부 모듈 인증 (c) 기타 의료정보기술에 대한 인증 유형 중 원하는 인증 단위를 선택하면 된다.

§ 170.510 Types of certification. Applicants may seek authorization from the National Coordinator to perform the following types of certification: (a) Complete EHR certification; and/ or (b) EHR Module certification; and/or (c) Certification of other types of HIT for which the Secretary has adopted certification criteria under subpart C of this part.

그림 5-4. MU 인증 유형 [출처: § 170.510, https://www.govinfo.gov.]

NIST 적합성 평가

의료정보기술 인증프로그램을 지원하기 위해 NIST에서는 미연방 정부의 공보에 게시된 ONC Interim Final Rule_{IFR} 분석을 수행한 후 적합성 평가를 실시한다. 또한 MU의 요구 기술과 표준 준수를 보장하기 위해 적합성 시험 방법(시험 절차, 시험자료 및 도구)을 개발해서 배포한다.

① 기능 및 상호운용 요구 사항 파악
② 참조표준 분석
③ 추출된 시험 요구 사항에 대한 적합성 검증에 사용될 수 있는 시험 절차
④ 특정 시험 방법의 선택이나 시험 범위에 영향을 미칠 수 있는 가정

NIST 시험 절차

NIST는 시험을 위한 필요 요소와 절차를 다음과 같이 정하고 있다.[99]

1. 갭(Gap) 확인

MU 인증기준은 연도별로 요구 사항이 다르다. 그러므로 의료정보기술 모듈이 2014 Edition 기준에 대해 인증을 받은 경우, 2015년 Edition 기준의 충족 정도를 확인해야 하는데 이 단계는 미충족된 부분(갭)을 확인하는 과정이다.

2. 서류 확인

문서화는 적합성을 입증할 수 있는 승인된 요건이다. 여기에는 의료정보기술 개발자나 제3자의 표준 준수 여부를 입증하는 문서가 포함될 수 있다.

3. 육안 검사

육안 검사는 적합성을 입증하는 승인된 방법이다. 일반적으로 이 기준을 충족하는 기능을 데모를 통해 입증할 수 있다.

4. 시험 도구

시험 도구를 이용해 의료정보기술 모듈이 기준에 부합하는지 테스트한다.

5. 시험용 데이터

시험 중에는 ONC가 제공하거나 시험 도구에서 요구하는 대로 시험용 데이터를 사용해야 한다. [그림 5-5]는 MU 2015년 인증기준으로 처방전달시스템의 기능을 시험하는 예시다. 처방전달시스템에서 환자의 약 처방이 가능한지, 처방 약품의 변경이 가능한지 등을 시험한다.

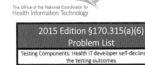

The Office of the National Coordinator for
Health Information Technology

2015 Edition §170.315(a)(6)
Problem List
Testing Components: Health IT developer self-declaration to the testing outcomes
Test Procedure Version 1.1 – Last Updated 09/21/17

Please consult the Final Rule entitled: *2015 Edition Health Information Technology (Health IT) Certification Criteria, 2015 Edition Base Electronic Health Record (EHR) Definition, and ONC Health IT Certification Program Modifications* for a detailed description of the certification criterion with which these testing steps are associated. We also encourage developers to consult the Certification Companion Guide in tandem with the test procedure as they provide clarifications that may be useful for product development and testing.

Note: The order in which the test steps are listed reflects the sequence of the certification criterion and does not necessarily prescribe the order in which the test should take place.

Required Tests

(a)(6) *Problem list.* Enable a user to record, change, and access a patient's active problem list
Standard(s): §170.207(a)(4) - International Health Terminology Standards Development Organization (IHTSDO) Systematized Nomenclature of Medicine Clinical Terms (SNOMED CT®) U.S. Edition, September 2015 Release; http://www.nlm.nih.gov/research/umls/Snomed/us_edition.html

(i) *Ambulatory setting only.* Over multiple encounters in accordance with, at a minimum, the version of the standard specified in § 170.207(a)(4)

Criteria ¶	System Under Test	Test Lab Verification
(i)	1. The user selects a patient record and accesses the active problem list, which includes entries created over multiple previous encounters and records a new problem. 2. The user accesses the patient's record for the active problem list, which includes entries for problems entered over multiple encounters and changes the active problem list.	1. The tester verifies the user can access a patient's problem list that has been created over multiple encounters and that the entry is added to the patient's active problem list in accordance with standards specified in §170.207(a)(4). 2. The tester verifies that the changes to the problem list are reflected in the patient's active problem list.

그림 5-5. 100 2015 MU 규칙의 예: 처방전달시스템의 약 처방 기능 [출처: https://www.healthit.gov.]

NIST 시험 도구

NIST에서는 MU 기준의 충족 여부를 시험할 수 있는 도구를 웹사이트에서 제공한다. 온라인상에 파일을 업로드하면 표준규격을 준수했는지 여부를 확인할 수 있으므로 매우 편리하다. NIST에서 제공하는 시험 환경은 원격에서 표준 기능의 충족 여부를 검증하는 데 매우 유용하다. 반면, 우리 나라는 원격에서 접속해 표준규격의 타당도를 평가하는 기관 및 도구가 현 재까지 마련되지 않아 검증에 어려움이 있다.

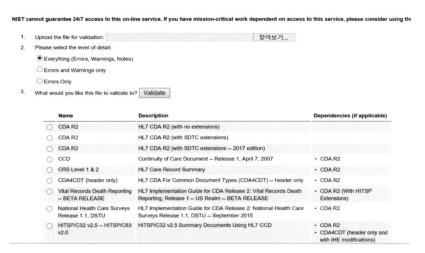

그림 5-6. NIST 시험 도구 [출처: NIST 홈페이지.]

I IEEE의 적합성 평가프로그램 ICAP

IEEE는 표준 적합성 평가프로그램인 ICAP를 운영 중이다. ICAP_{IEEE} Conformity Assessment Program는 표준을 바탕으로 정의된 제품 기능을 평가하고 확인하기 위한 절차 개발을 담당하며 소비자, 제조업체, 서비스 제공업체가 제품의 안전성과 효율성 및 상호운용성을 확인할 수 있도록 다음과 같은 이점을 제공한다.

- 제품 또는 서비스가 IEEE나 업계 표준을 준수한다는 신뢰성
- 여러 구매자나 최종 사용자의 테스트프로그램을 충족해야 하는 제조업체의 부담 감소 가능성
- 적합성 평가 및 인증프로그램을 통한 여러 기술의 원활한 구현과 성공적인 배포
- 여러 공급업체의 솔루션에 대한 상호운용성을 제공하면서 주요 기능이 구현되도록 지원
- 안전하고 신뢰할 수 있으며 측정 가능한 성능기준 내에서 작동 가능성을 보증

하므로 무역 가능

• 경쟁 환경에서 유리한 지위를 유지할 수 있는 가능성 제공

Ⅰ 유럽의 유로렉 인증제도

유로렉EuroRec; European Institute for Health Records은 의료정보시스템 인증을 위해서 2003년에 설립된 비영리단체다. 유로렉은 '큐렉 프로젝트Q-REC project'를 통하여 유럽에서의 고품질 전자건강기록시스템 사용을 장려하는 업무를 수행한다.[100] 큐렉 프로젝트의 주요 목적은 유럽에서 전자건강기록시스템 인증을 위한 효율적이고 신뢰할 수 있으며 지속 가능한 메커니즘의 창출에 있다. 유로렉은 의료전문가가 고품질의 응용프로그램을 효과적이고 의미 있게 사용할 수 있도록 기능, 내용, 상호운용성 및 통제 요건의 충족 여부

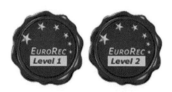

그림 5-7. 유로렉 전자건강기록 품질 인감의 2가지 레벨 [출처: 유로렉 홈페이지.]

를 평가하고 인증한다. 또한 전자건강기록시스템 적합성 평가 및 품질 라벨링 지원을 통해 유럽의 국경 간 상호운용성을 유지한다. 유로렉 인증은 두 단계의 레벨로 구성된다.

품질인증 레벨 1

'품질인증 레벨 1'은 2008년에 발표된 인증기준을 충족했을 때 부여되는 마크다. 레벨 1은 전자건강기록시스템에 대한 최소한의 품질기준을 포함한다. 또한 회원국 내 중복 인증을 없애고, 국가 간에 호환되는 인증Cross border certificate을 부여하는 것이 목적이다. 레벨 1 인증은 임상자료의 신뢰성에 중점을 둔 적합성 평가다.

품질인증 레벨 2

'품질인증 레벨 2'를 획득하기 위한 인증기준은 레벨 1의 내용을 포함하며, 전자건강기록의 다양한 필수 기능에 중점을 둔 기능적 품질인증기준을 포함한다. 시스템 접근 권한 및 보안 조치, 의약품 기능에 대한 기본 요구사항, 임상자료의 품질 관리 등을 포함한다. 인증의 성공 가능성을 높이기 위해 EPOEuroRec Partner Organization 서비스를 이용하는 것을 추천하고 있다.

┃IHE의 적합성 평가

호환성 시험

IHE_{Integrating the Healthcare Enterprise}는 의료정보시스템통합기구로 컴퓨터시스템
이 정보를 공유하는 방법을 개선하기 위한 기업과 병원의 연합체이며, 커
넥타손은 IHE가 시행하는 표준 호환성 시험이다. IHE에서는 의료정보시
스템업체 및 사용자가 커넥타손을 통해 상호운용성을 확보할 수 있도록 세
부 구현 지침과 테스트 프로세스를 제공하는데, 이 지침으로 수천의 공급
업체가 '피어투피어_{peer-to-peer, P2P}' 테스트 환경에서 상호운용성을 테스트하
게 된다. 상호운용성 테스트에 참여해서 검증받고자 하는 기업에서는 시험
목적으로 개발된 소프트웨어를 사용하여 이벤트를 준비해야 한다. 커넥타
손은 참가자의 상호운용성 및 IHE 프로파일 준수에 대한 자세한 검증 내
용을 제공하며, 시험 결과는 커넥타손 홈페이지에 게시된다.

IHE 프로파일은 특정 임상필요를 충족시키기 위해 DICOM, HL7 W3C
및 보안표준 등을 구현하는 방식을 제공한다. 프로파일은 구매자와 공급업

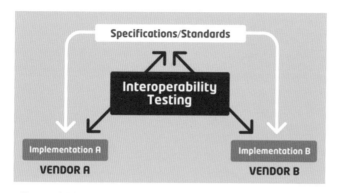

그림 5-8. 커넥타손의 호환성 시험의 개념 [출처: https://www.iheeurope.net/sites/default/files/WP_Connecta-thon_2019_0.pdf.]

체가 의료현장의 요구 사항을 제품에 반영할 수 있게 만든 공통 기준이다. 개발자는 업계 파트너가 지원하는 통신표준에 대한 명확한 구현 경로를 제공하고, 이를 문서화하고 테스트한다. 프로파일은 커넥타손 참가자들에게 상호운용성 테스트용 시스템의 구현을 돕는다.

적합성 평가 프로그램

IHE 적합성 평가 프로그램인 CAS는 IHE Conformity Assessment Scheme는 CAS-1과 CAS-2로 나뉜다. 먼저 IHE CAS-1은 IHE 적합성 평가프로그램을 수립하고 관리하며 시험기관을 인가하고 운영하는 데 필요한 프로세스를 정의한다. IHE CAS-2는 개별 IHE 프로파일에 대한 적합성을 평가하기 위해 표준화된 시험 방법을 정의한다.

적합성 평가 계획에 기초하여 시험소에서는 ISO/IEC 17025 표준, 교정 및 시험기관의 적합성에 대한 요구 사항에 따라 인증받는다. 이 표준에 따라 작성된 시험보고서는 전 세계적으로 통용된다. IHE에서는 공인된 시험

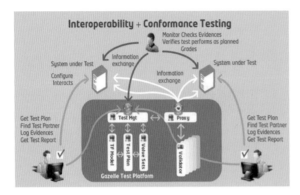

그림 5-9. IHE 적합성 평가 개요 [출처: https://www.iheeurope.net/sites/default/files/WP_Connecta-thon_2019_0.pdf.]

소에 IHE 프로파일이 있는 제품의 적합성을 평가할 권한을 부여한다. IHE
공인시험기관에서 적합성 평가를 완료한 제품의 시험보고서는 홈페이지에
서 볼 수 있다.

┃ HIMSS의 전자의무기록시스템 인증

HIMSS(미국 보건의료정보관리시스템협회)는 7천 명 이상의 글로벌 회원, 630명 이상의 기업 회원이 활동하는 비영리단체로, 정보통신기술을 통한 건강 수준 향상에 중점을 둔다. HIMSS에서는 글로벌 리더 및 이해관계자 등에게 건강정보와 기술의 모범 사례에 대한 조언을 제공하며 북미, 유럽, 영국, 중동, 아시아 태평양 전역에서 운영되는 글로벌 건강정보 및 기술 커뮤니티에 서비스를 제공한다. HIMSS의 여러 비즈니스 가운데 전 세계 적으로 가장 널리 알려진 것은 전자의무기록 채택 모델인 EMRAMElectronic Medical Record Adoption Model™이다. 이는 병원의 전자의무기록 기능의 도입 및 활 용 수준을 8단계(0~7)로 측정하고 인증하는 모델이다.[101] 진료지원부서의 자동화부터 의료데이터를 이용한 환자안전과 의료 질 향상까지 포함하는 EMRAM 모델은 의료정보기술의 채택 및 최적화 수준을 평가하는 도구인 동시에, 고급 기능의 전자의무기록을 향한 로드맵이다.[102]

1단계는 진료지원부서(진단검사의학과, 약국 및 영상의학과)용 정보시스템이

단계	전자의무기록 도입 모델(EMR Adoption Model) 누적 기능
7	완전한 전자의무기록, 외부 기관과의 진료정보교류, 데이터 분석, 거버넌스, 재해 복구 대책, 프라이버시 및 보안
6	전자적인 약품 처방 기능, 혈액 관리, 위험 요소 보고, 완전한 임상의사결정지원
5	구조화된 템플릿을 이용한 의사의 진료기록 작성
4	일부 임상의사결정지원 기능을 포함한 처방전달시스템, 진료의 연속성
3	간호기록 및 의료문서 작성 기능, 직능별 진료기록 접근 권한 부여 및 보안 기능
2	임상데이터저장소, 임상정보의 호환성 보장을 위한 표준 적용
1	진단검사시스템, 약국업무지원시스템, 의료영상저장 전송시스템(PACS) 등 설치
0	진료지원시스템(진단검사, 약국, PACS) 미설치

표 5-2. HIMSS의 전자의무기록 활용 수준 7단계 [출처: HIMSS 홈페이지.]

설치되지 않은 상태다. 2단계는 진료지원부서용 정보시스템이 설치된 단계며, 3단계는 전자의무기록시스템에서 간호기록을 포함한 의료문서의 작성이 가능한 단계다. 4단계는 처방전달시스템을 통해 약품 처방이 가능한 단계며, 임상의사결정지원 기능을 일부 포함하고 있다. 5단계는 구조화된 템플릿을 이용해서 의사가 진료기록을 작성할 수 있는 단계다. 구조화된 템플릿으로 진료기록을 입력하면 진료와 연구 및 통계 목적으로 자료의 2차 활용이 가능해진다. 6단계는 혈액, 약품 등의 재고 확인과 물류 관리가 가능해 환자안전이 크게 향상되며, 데이터의 분석과 활용으로 임상의사결정이 보편화되는 단계다. 7단계는 환자진료에 종이차트를 사용하지 않으며 전자의무기록시스템 환경 내에 개별 데이터, 문서 및 의료 이미지가 혼합되어 있는 단계다. 7단계에서 데이터웨어하우징은 의료데이터의 패턴을 분석하여 치료 품질, 환자안전 및 치료 전달의 효율성을 향상하는 데 사용된다.

I KOLAS 인증

한국인정기구 KOLAS_{Korea Laboratory Accreditation Scheme}는 국가표준제도 확립, 산업표준화제도 운영, 공산품의 안전·품질·계량·측정에 관한 사항 점검, 산업 기반 기술 및 공업기술의 조사·연구개발과 지원, 교정기관과 시험기관 및 검사기관 인정제도 운영, 표준화 관련 국가 또는 국제기구와의 협력 및 교류에 관한 업무를 수행한다.[103]

KOLAS는 설립 이래 국제기준에 부합하는 인정제도를 확립하고, 인정제도의 국제표준기법 및 ISO/IEC 17011의 규정에 따라 교정기관, 시험기관, 검사기관, 표준물질생산기관, 메디컬시험기관, 숙련도시험기관, 제품인정기관 등의 인정 업무를 수행해왔다. 그 결과 KOLAS 공인시험 및 교정기관에 대한 신뢰성을 국제적으로 인정받아 1998년 10월 APLAC MRA에 서명한 데 이어, 2000년 11월에 ILAC MRA_{Mutual Recognition Arrangement, 상호인정협정}에 서명했으며, 2001년 5월에는 교정 분야가 ILAC MRA에 공식 서명하여 선진국의 무역기술 장벽에 적극 대처하고 있다. 국가기술표준원은 〈국가표준기본법〉에 의거하여 국가교정기관 및 시험검사기관 인정제도를 운영하고 있으며, 시험기관 인정제도와 관련한 ILAC, APLAC 등 국제회의와 APLAC 등에서 주관하는 비교 숙련도 시험에도 참여하고 있다.

그러나 앞서 언급한 바와 같이 보건의료정보 분야에 KOLAS 제도는 도입되지 않았다.[104] 보건의료정보 분야 시험 도구와 인증제도가 없다 보니, 표준규격을 지켰는지 공식적으로 검증하고 인증할 수 없기 때문이다. 이러한 문제를 해결하기 위해서 2017년 4월 산업통상자원부 산하에 사단법인 '스마트헬스표준포럼'이 창립되었다. 주로 인증 전 단계의 표준 적합성 평가용 시험 도구들을 제공한다.[105] 보건복지부에서 추진하는 전자의무기록 시스템 인증제도는 KOLAS와는 무관하게 운영할 예정이다. 보건복지부의 인증제도에 대한 자세한 내용은 다음 장에서 설명하도록 하겠다.

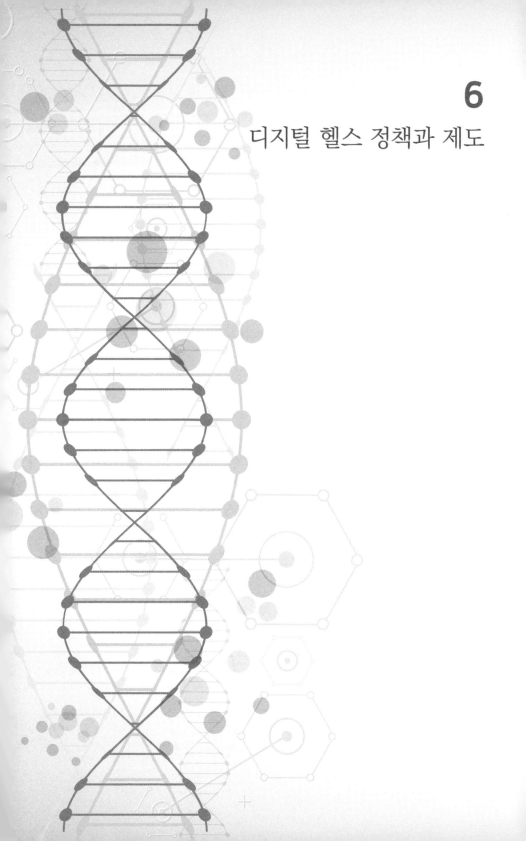

6
디지털 헬스 정책과 제도

| NHS 디지털의 PHC2020

영국 국민보건서비스NHS에서는 자국민들에게 무상으로 포괄적 의료서비스를 제공하는데, 이 중 NHS 디지털NHS Digital은 영국에 보건 및 사회복지 정보시스템을 제공하는 기관이다. 대규모 건강정보프로그램 관리를 포함한 의료 및 사회복지에 대한 정보통신기술시스템 제공, 환자데이터 관리와 안전한 공유를 위한 업무를 담당한다. NHS 디지털의 핵심 프로젝트인 PHC2020Personalised Health and Care 2020은 단기적으로는 영국 전역의 모든 환자기록을 전자화하고, 중장기적로는 이를 통해 개인화된 건강 및 의료시스템 실현하는 것이 목표다.

PHC2020은 2014년 11월 국가정보위원회National Information Board에 의해 처음 제안된 이후, 주치의가 운영하는 클리닉과 병원의 모든 환자기록 디지털화가 대대적으로 진행되고 있다. 즉, 1차의료를 담당하는 클리닉에서

2018년까지 모두 종이를 없애고* 환자기록을 전면적으로 디지털화하는 것이 우선순위다. 이를 위해서 NHS 디지털은 2015년까지 진료요약기록Summary Care Records, SCR을 2018년까지 전체 기록을 환자가 온라인으로 조회할 수 있도록 제도화했다.

　NHS 디지털 정책에 따라 급성기 병원과 1차의료용 클리닉은 환자중심의 디지털 기술을 도입해야 하며, 디지털 의료기록에 표준을 적용하는 것을 포함한 호환성 요구 사항을 2020년까지 반영해야 한다. PHC2020의 계획에 따르면 환자중심의 디지털 기술 도입으로 2020년에는 모든 환자가 실시간으로 전자의료기록에 접근할 수 있게 되고, 주치의와의 진료 예약, 재처방전(리필 처방전) 발급 등의 혜택을 보게 된다. PHC2020에는 영국 국민보건서비스가 인증한 환자용 건강 애플리케이션 사용을 확대하는 정책도 포함하고 있다.

---

* 이 프로젝트를 Paperless 2020으로 부르기도 한다.

I All of Us 프로그램

우리는 1장에서 정밀의료 이니셔티브의 새 이름인 'All of Us 프로그램'을 연구 측면에서 살펴보았다. 본 장에서는 All of Us 프로그램을 표준 정책의 관점에서 살펴보고자 한다.

미국의 대표적인 표준화 정책인 '전자건강기록의 의미 있는 사용'과 데이터 기반 정밀의료 정책인 'All of Us 프로그램'에서는 특정 의료데이터의 수집과 활용을 강조하는데, 이를 '핵심 공통데이터세트'라고 부른다. 이는 전자의무기록으로부터 수집되는 것으로, 모두 표준에 따라 생성된 데이터들이다. 의료에 관한 핵심 데이터를 표준에 따라 수집할 수 있게 된 배경에는 미국에서 50년 전부터 민관 주도로 시작한 표준화 활동들이 있다. 미국은 1964년 진단검사용어 LOINC, 1965년 임상용어 SNOMED-CT의 전신인 SNOP를 시작으로 현재까지 표준용어체계를 발전시켜왔으며, 1986년에는 의학문헌 검색 용어 UMLS를 개발했다. 이 세 가지의 대표적인 표준용어체계는 컴퓨터가 이해 가능한 의료콘텐츠(핵심 공통데이터세트)

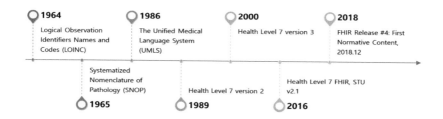

그림 6-1. 표준 기술의 발전

의 생성을 가능하게 했다.

1989년 V2 표준 메시지 규격, 2000년에 V3 규격, 2016년에는 3개 대륙 전문가의 합작품인 표준 FHIR를 개발한 HL7 인터내셔널도 미국에서 출발해 글로벌 표준기구로 발전했다.

미국은 기 개발된 표준의 적용을 독려하고 안전한 의료정보의 활용을 보장하기 위한 법과 제도적 기반들을 마련했다. 1996년 제정된 〈HIPAA〉는 보험회사가 건강정보를 교환할 때 지켜야 할 프라이버시와 보안 규칙을 제공한다. 2004년에는 보건의료정보화를 총괄하는 ONC가 보건성 산하에 설치되었다. 2009년에는 ONC와 NIST가 공동으로 주관하는 Meaningful Use와 전자의무기록시스템 인증제도의 법제화를 포함한 〈ARRA〉를 시행했다. 2015년부터는 정밀의료 이니셔티브와 All of US 프로그램, 2018년부터는 원하는 국민 누구나 참여 가능한 정밀의료 코호트를 구축하기 시작했고, 현재 'Sync for Science'를 통해 원하는 사람은 자신의 데이터를 공익적 목적으로 이 프로그램에 기증할 수 있도록 했다. 미국의 의료정보 표준화 사례는 표준의 개발과 제도가 조화를 이룬 대표적인 사례라 할 수 있다.

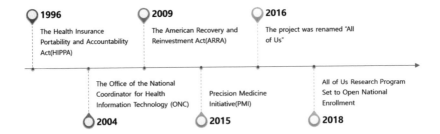

그림 6-2. All of Us 프로그램의 제도적 기반

❙ MIPS

2015년 4월 미국에서 시행된 〈MACRAMedicare Access and CHIP Reauthorization Act〉*에 따라 '전자건강기록의 의미 있는 사용'이라고도 하는 메디케어용 전자건강기록 인센티브 프로그램이 의사 대상의 성과 연동 인센티브 지불시스템, 즉 MIPSMerit-Based Incentive Payment System의 구성 요소로 전환되었다. MIPS의 Advancing Care Information 범주는 Meaningful Use(이하 MU)를 대체했지만, 여전히 같은 목표인 품질·안전성·효율성 향상과 건강 불균형의 감소, 환자와 가족의 참여, 의료 코디네이팅, 공중보건 향상, 개인정보보호 및 보안 유지의 달성을 위해 나아가고 있다.

---

* 〈MACRA〉 제정으로 메디케어의 의료진에 대한 수가보상체계가 '행위별 수가제'에서 '가치기반 지불'로 달라졌다. 이 법에 따라 의료진은 'Merit-Based Incentive Payment System(MIPS)'와 'Alternate Payment Model(APM)' 보상체계 방식 중 하나를 선택해야 한다. 'The Quality Payment Program'에서 어떤 보상체계를 선택할 것인가는 진료 규모, 전문 진료 분야, 의료기관의 소재지, 환자 수에 따라 결정한다.

〈HITECH〉에 의해 미 정부는 인증된 전자건강기록시스템을 도입하여 MU 기준을 충족시키는 의료기관에 인센티브를 제공하고 있다. MU 기준은 환자가 자신의 건강기록에 접근할 수 있도록 전자건강기록과 관련된 항목을 포함한다. 즉, 진단명, 진단검사 결과, 처방 약품명 등을 24시간 이내에 환자가 온라인으로 조회하고 내려받을 수 있도록 의료기관에 요구하고 있다. 물론 이는 소극적 의미의 전자건강기록이다. 하지만 환자가 자신의 정보를 조회, 다운로드하고 필요할 때 다른 의료제공자에게 전달VDT: View, Download, Transfer할 수 있는 권리를 제공함으로써 이 기준을 충족하는 병원 비율이 2013년 10%에서 2014년에는 64%로 크게 증가했다.

MIPS는 기존 CMS 품질프로그램(MU 사용 포함), 의사품질보고PQRS 시스템, 가치기반 지불체계VBM와의 조화를 추구한다. 또한 여러 품질프로그램을 하나의 프로그램으로 통합하여 품질을 향상하는 것이 궁극적인 목표다. 이 품질 지표의 구성으로 '성과 점수'를 산출하게 되고, 점수에 따라 CMS의 보상이 달라진다.

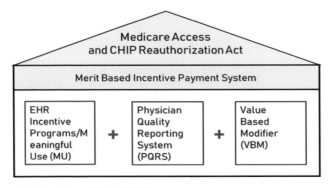

그림 6-3. MACRA, MIPS, MU의 관계

MIPS는 4개의 성과 범주(Quality, Resource Use, Clinical Practice-Improvement Categories, Advancing Care Information)를 평가한다. 성과

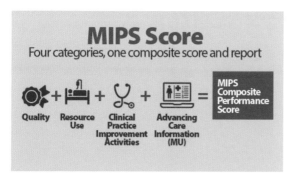

그림 6-4. MIPS 점수 [출처: https://www.rheumatology.org/MACRA.]

점수는 [그림 6-4]와 같은 계산식에 의해 산출되고, 이 점수에 따라 '자격 있는 전문가Eligible Professional's, EP'에게 지불할 금액이 조정된다. 조정 형태는 '긍정', '부정', '이전과 동일한 지불'로 나눈다.

〈MACRA〉는 환자에게 최상의 치료를 제공하는 데 도움이 되는 새로운 도구와 자료 제공을 목적으로 한다. 적정 품질에 대한 지불을 골자로 하는 이 프로그램은 전문 분야 또는 지역에 따라 참여 방법을 선택할 수 있지만, 선택한 모델에 관계없이 정보통신기술을 통해 CMS에 필요한 내용을 보고할 수 있다.

ǀ ONC와 CMS의 정보차단규칙

미국 보건성은 2019년 2월에 산하기관인 ONC와 CMS 사무실에서 '정보차단규칙Information Blocking Rule'을 발표했는데, 이는 강도 높은 표준화 정책을 포함하고 있다. 정보차단규칙에 대한 정의는 2014년 ONC에 의해 발표된 바 있으며 추진 목적은 전자건강정보EHI의 상호운용성을 향상하고 건강정보에 대한 접근을 증가하기 위함이다. 두 가지 목적 모두 〈21세기 치료법 21st Century Cures Act〉에 정의된 '정보 차단'에 법적 근거를 두고 있다.

정보차단Information blocking이란 합법적 이유 없이 업무, 진료, 기술 및 조직적 관행으로 환자나 공급자, 보험자의 전자건강정보 접근·교환 또는 사용을 방해하는 행위를 말한다. 즉, 법적으로 허용된 전자건강기록을 포함한 건강정보로 접근을 제한하는 경우, 정보의 교환과 사용에 비합리적인 가격과 수수료를 징수하는 경우가 정보차단 행위에 속한다. 이 규칙에서는 전자건강정보의 공유 비용을 높게 책정하고, 의료소비자가 건강정보에 접근하는 것을 복잡하게 하는 행위 자체를 부당한 것으로 간주한다. 또한 상호운용성 표준을 준수하지 않고, 비표준화된 방식으로 건강정보기술을 개발 또는 구현하는 것은 정보의 교환과 공유를 어렵게 해서 관계자들의 부담을 크게 증가시킬 수 있는 행위로 본다. 의료 및 건강정보의 원활한 흐름을 막는 건강정보기술의 개발 또는 구현이 이 규칙에서는 사기나 낭비 및 정보 남용에 해당한다. 아울러 비표준 방식의 전자건강기록시스템 사용이 정보 접근을 저해하고, 정보의 교환 및 사용으로 인한 혁신과 발전을 방해한다고 선포한다. 다만 예외 사항으로 특정 법률에 의해 요구되는 차단 행위, 환자안전을 보호할 목적으로 공유하지 않는 행위, 개인건강정보의 개인정보보호 또는 보안 유지에 필요한 조치, 경쟁 및 소비자 복지 증진에 필요한 것으로 확인된 경우는 예외를 허용하고 있다.

이 규칙을 준수하지 않으면 병원은 금전적 처벌은 물론 메디케어 참여 자격 제한을 포함한 제재를 받게 된다. CMS는 이 규칙의 적용 대상인 병원을 비롯한 기관들이 FHIR HL7 표준을 사용할 수 있는 API를 지원하는 기술과, C-CDA의 업데이트 버전, 미국 상호운용성 핵심데이터USCDI 표준을 구현하도록 요구하고 있다. 이러한 강도 높은 표준화 정책으로 CMS는 환자, 의료제공자, 지불기관인 CMS를 포함한 관련 기관에 환자의 데이터를 완벽하게 공유할 수 있는 체계를 만들 수 있을 것으로 전망한다. 또한 전자건강정보의 보급을 촉진함으로써 병원과 다른 의료서비스 제공업체 간의 진료 협력을 강화하고, API를 통해 의료 분야 전반에서 임상데이터와 관리데이터를 거의 실시간으로 공유할 수 있을 것으로 기대하고 있다. 결과적으로는 구조화되지 않은 데이터의 급증을 막고, 여러 개별 병원의 데이터를 정규화가 가능한 현실적 조치라고 발표했다.

ONC는 앞서 언급한 바와 같이 〈21세기 치료법〉의 정보차단 조항을 공표하고 정보차단을 구성하지 않는 7개의 '합리적이고 필요한 활동'을 열거했다. 이러한 예외 조항은 개인정보보호 또는 환자안전 증진을 목표로 하

고 있으며, 〈HIPAA〉의 준수를 위해 정보의 공유를 보류하는 것은 정보차
단이 아니다. 정보차단으로 간주되지 않는 7가지 활동으로는 다음과 같다.

- 환자나 다른 개인에 대한 피해 방지
- 개인정보보호
- 보안의 증진
- API 기술을 제공하기 위해 합리적으로 발생한 비용 복구
- 실행 불가능한 데이터 요청
- 데이터 공개자 또는 API 기술 공급업체가 앱 개발자에게 부과하는 합리적이고
  비차별적인 라이센스 조건
- 시스템 유지 보수

▎디지털 헬스 소프트웨어 사전승인프로그램

미국 FDA는 2017년 소프트웨어 기반 의료기기SaMD의 사전승인프로그램Pre-certification Program을 시작했다. 도입 이유는 소프트웨어 기반 의료기기의 효율적인 규제 및 신 개념 의료기기에 대한 열린 정책 마련을 위해서다. FDA의 사전승인제도는 기존의 소프트웨어 중심의 안전성을 검증하고 승인하던 방식에서 회사 또는 제조자 중심으로 신뢰가능 여부를 판단하는 것이다. 신뢰 가능 여부 확인을 위해서 FDA는 현재 5가지 우수 원칙(환자안전, 제품 품질, 임상책임, 사이버 보안 책임, 사전 예방적 문화)에 대한 파일럿프로그램을 운영하고 있으며, 제조자 관리 방식으로 TPLCTotal Product Lifecycle을 채택했다.

FDA의 TPLC 접근법은 제조자의 우수성에 대한 지속적인 시연 및 시판 후 소프트웨어 제품의 평가 및 모니터링을 가능하게 하는 방식이다. 즉, FDA가 회사를 사전 인증하고 회사의 상태를 유지할 수 있는지 여부를 결정하는 데 사용할 객관적인 기준과 방법론이다. 아울러 FDA는 SaMD 제품의 위험 분류를 결정하는 데 IMDRF_{International Medical Device Regulators Forum}* 프레임 워크를 활용할 계획이다. FDA는 또한 SaMD 위험 범주에 대한 사전 시장 검토 및 사후 시장 모니터링 의무를 환자와 공급자에게 교육하는 적절한 방법을 고려하고 있다.

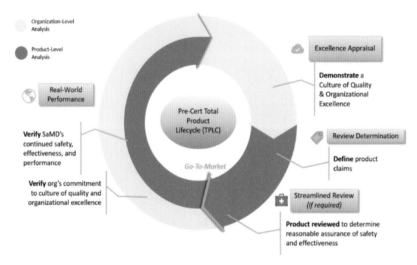

그림 6-5. 사전승인프로그램의 핵심 구성 요소와 TPL [출처: https://www.fda.gov/medical-devices/digital-health/digital-health-software-precertification-pre-cert-program.]

---

* IMDRF는 의료기기 규제 당국자의 연구·교류를 위한 국제기구로, 의료기기 시장 규모가 크고 규제 수준이 높은 국가들로 구성된다.

┃EU 〈로봇시민법〉

로봇이 인류에게 스마트한 미래를 가져올 것이라는 전망이 우세한 가운데 로봇의 보편화와 이의 문화·사회·경제적 파급효과를 고려한 법이 제정되어 큰 논란과 반향을 불러일으켰다. EU 의회가 2017년 로봇에게 '전자인간'라는 법적 지위를 부여하는 〈로봇시민법〉을 통과시킨 것이다.

〈로봇시민법〉의 적용 범위는 인공지능, 지능형 냉장고, 청소기 및 무인자동차 등 스스로 결정을 내리고, 상황에 반응하는 자율시스템 및 스마트 로봇제품이다. 다양한 로봇 관련 사안에 대한 공통적인 정의를 제공하되. 세부적으로는 로봇의 책임에 대한 규칙, 로봇의 연구, 개발 및 사용 방법에 대한 원칙을 포괄한다. 〈로봇시민법〉은 유명한 '로봇 3원칙'도 반영했다. 로봇 3원칙은 1942년 아시모프가 자신의 단편소설에서 발표한 로봇의 기본 작동 원리로, 75년이 지난 2017년에 〈로봇시민법〉의 기본 원칙으로 채택된 것이다. 로봇 3원칙을 요약하면 '로봇은 인간을 다치게 해선 안 되며, 인간의 명령에 복종해야 하고, 스스로를 보호해야 한다'는 것이다. 즉, 로봇의 안전성, 편의성, 내구성에 대한 원칙이다.

〈로봇시민법〉은 로봇 공학 및 인공지능 엔지니어 및 연구원, 인공지능 디자이너와 사용자, 로봇법에 관심이 있는 변호사와 입법자들에게 로봇의 안전한 활용에 대한 기준을 제공할 목적으로 만들어졌다. EU 회원국이 아니더라도 유럽에 로봇제품을 수출하고자 하는 제조사도 이 법을 따라야 한다.

1원칙: 로봇은 인간에게 해를 입혀서는 안 되며 인간이 해를 입는 것을 방관해서도 안 된다.
2원칙: 1원칙에 위배되지 않는 한 로봇은 인간의 명령에 복종해야 한다.
3원칙: 1원칙과 2원칙에 위배되지 않는 한 로봇은 스스로 자신을 보호해야 한다.

현재 일본, 싱가포르 등 일부 국가의 요양소와 가정에서 간병용 로봇 사용이 증가하는 추세며 〈로봇시민법〉 4.1.2에서는 환자 및 대상자들이 '로봇이 제공하는 간병서비스를 거절하는 것을 존중해야 한다'는 원칙을 명시한다.

▎EU 〈GDPR〉

'개인정보'란 살아 있는 개인에 관한 정보로서, 특정 개인을 식별하고 정의하는 기능을 하는 정보다. 개인정보 중에서도 건강정보와 유전자정보는 누출될 경우 개인의 권리를 심각하게 침해할 소지가 있어 민감 정보로 분류되며 엄격한 보호의 대상이다. 의료 및 건강에 관한 데이터의 역외 이전 또한 이전보다 확대되고 있어서 프라이버시 보호와 정보의 공익적 활용의 중요성이 더욱 커지고 있다.

〈GDPR General Data Protection Regulation〉은 2018년 5월 25일부터 시행된 개인정보보호법령으로, EU 거주자의 개인정보의 적법한 처리에 관한 내용을 담고 있다. 〈GDPR〉에서의 개인정보란 식별되거나 식별 가능한 자연인(정보주체)과 관련된 모든 정보를 의미한다. 식별 가능한 자연인이라 함은 이름, 식별 번호, 위치정보, 온라인 식별자 등으로 직간접적으로 알아볼 수 있거나 하나 또는 그 이상의 구체적인 요소를 통하여 자연인의 정체성(신체적·생리적·정신적·경제적·문화적·사회적)이 식별될 수 있는 정보를 뜻한다.[106]

적용 대상

이 법의 적용 대상은 EU에 사업장을 운영하는 기업, 사업장은 없더라도 온라인을 통해 EU에 거주하는 주민에게 물품과 서비스를 제공하는 기업을 포함한다. 국내 기업 중 EU 거주자의 건강과 유전자, 범죄 경력 및 아동에 관한 정보를 처리하는 기업이라면 이 법에서 명시한 기업의 책임을 준수해야 한다.

기업의 책임

기업은 정보보호에 대한 전문지식을 갖춘 개인정보보호책임자Data Protection Officer, DPO를 지정하고, 민감 정보를 대규모로 처리하는 기업에서는 개인정보영향평가를 실시하며, 〈GDPR〉을 준수하고 있음을 입증하기 위한 기록을 유지해야 한다. EU 시민의 개인정보를 대규모로 처리하는 경우에는 EU 관할 지역 내에 대리인을 지정해야 한다. 또한 해킹 등 유출사고 발생 시 감독기구에 신고하고 중대한 위험 가능성이 있는 경우에는 정보 주체에게 통지해야 하며, 정보 주체의 권리 보장을 위한 절차를 마련하고 이행해야 한다.

정보 주체의 권리

〈GDPR〉에서 신설된 정보 주체의 권리는 '처리제한권'과 '정보이동권'이며, 강화된 권리는 '삭제권' 및 '프로파일링 거부권'이다. 온라인상에서 발생하는 거래 행위는 대부분 개인정보 제공 없이는 이용할 수 없게 되어 있는데, 개인정보가 한 번 제공되고 나면 기업의 정기적 또는 실시간 사용

내역에 대한 통보가 없을 경우 정보 주체가 원격에서 자신의 정보를 통제하기란 불가능하다. 따라서 자동화된 정보 처리를 금지하고, 처리 단계별 정보 주체의 동의가 필요하다.

권리	주요 내용
처리제한권(신설)	정보 주체는 본인에 관한 개인정보의 처리를 차단하거나 제한을 요구할 권리가 있음.
정보이동권(신설)	정보 주체는 본인의 개인정보를 본인 또는 다른 사업자에게 전송하도록 요구할 권리가 있음.
삭제권(강화)	정보 주체는 본인에 관한 개인정보 삭제를 요구할 권리가 있음.
프로파일링 거부권 (강화)	정보 주체는 본인에게 중대한 영향을 미치는 사안에 대해 프로파일링 등 자동화된 처리에 의한 결정을 반대할 권리가 있음.

표 6-1. 〈GDPR〉에서 신설 및 강화된 정보 주체의 권리 [출처: 행정안전부. https://www.privacy.go.kr/gdpr.]

비식별화*

〈GDPR〉은 비식별화의 한 기법인 가명화에 관한 조항을 도입했다. 가명화된 데이터는 개인정보로 간주되며 기술적·관리적 보호 조치가 이루어져야 한다. 가명화 기법은 수집할 당시의 목적과 다른 목적으로 데이터를 처리하거나, 의료·과학·연구·통계 등의 목적으로 이용하고자 하는 경우에 적용된다.

---

* 우리나라에서는 2016년 6월 30일, 관계부처 합동으로 〈개인정보 비식별 조치 가이드라인〉이 발표된 적 있지만, 현재 개정 과정 중에 있으므로 이 책에서는 다루지 않았다.

동의의 조건

〈GDPR〉제7조에 의하면 개인정보 처리가 동의에 근거한 경우, 정보관리자는 정보 주체가 자신의 개인정보 처리에 동의했음을 입증할 수 있어야 한다. 정보 주체가 진심으로 동의하지 않았거나 자유로운 선택이 아니었다면 해당 동의는 자유롭게 제공된 것이라고 간주되지 않는다.[107] 즉, 동의는 자유롭게 주어져야 하고 구체적인 동의 표시가 있어야 하며, 개인정보의 처리 목적을 알려준 상황에서 수반되어야 한다.[108]

▌국내 주요 정책 및 제도

보건의료 빅데이터 사업

1. 보건복지부 보건의료 빅데이터 구축 사업

보건의료 빅데이터 플랫폼은 보건복지부 산하 공공기관인 건강보험심사평가원, 국민건강보험공단, 질병관리본부 및 국립암센터가 보유한 보건의료 빅데이터를 공익적 연구 목적으로 연구자에게 제공하는 서비스다. 그동안 건강보험심사평가원 및 국민건강보험공단에서 보유한 의료정보는 연구 목적으로 제한된 범위와 장소에서만 접근이 가능했다. 개별 기관 차원에서 연구 목적의 데이터세트를 제공해온 것과는 달리, 보건의료 빅데이터 사업은 연구자가 데이터를 요청하면 4개 기관의 승인을 받아 제공할 수 있다. 그러나 2019년 6월 기준으로 아직까지 사회적 합의 도출 과정 중에 있어서 보건의료 빅데이터 구축 사업이 본격화되지는 않고 있다.

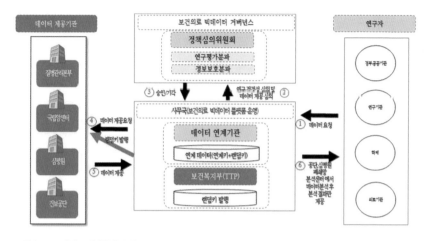

그림 6-6. 보건의료 빅데이터 플랫폼 개념도 [출처: 보건빅데이터 추진단. 2019. 〈보건의료 빅데이터 플랫폼 구축〉. 한국보건산업진흥원.]

2. 산업통상자원부 분산형 바이오 빅데이터 사업

산업통상자원부는 2018년부터 2021년까지 산·학·연·병원 협력체를 구축하고, 빅데이터 기반의 유망 비즈니스모델을 개발한 후 시범사업을 추진하는 R&D를 진행 중이다. 바이오 헬스 산업 발전 전략 중 일부인 이 사업은 병원에 축적된 양질의 의료정보를 산업에 활용할 수 있도록 분산형 바이오 빅데이터를 구축하는 것이 단기적 목표다. 즉, 빅데이터 기반의 유전체 분석을 통한 진단 기술 개발, 만성질환자 생활관리, 맞춤신약 개발, 빅데이터 기반의 신약 후보물질 예측, 임상시험 설계의 효율화 등 데이터 기반 혁신 생태계 조성이 주요 사업 내용이다. 의료데이터 유통의 제약 요인을 극복하기 위해 병원의 원본데이터를 수요 기업에 제공하는 '통합형' 방식 대신, 병원과 수요 기업 간에 분석 결과만 거래하는 '분산형' 방식을 택한다. 분석 결과만 공유하기 위해서 공통데이터모델인 CDM을 활용한다. 산업부의 바이오 빅데이터 사업은 향후 복지부가 추진하는 보건의료 빅데

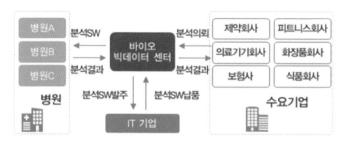

그림 6-7. 바이오 빅데이터 센터의 개념 [산업통상자원부 보도자료. 2017/04/17. 〈바이오 빅데이터 구축으로 4차 산업혁명 본격 시동〉.]

이터 플랫폼과 연계될 예정이다.

3. 과학기술정보통신부 마이데이터 사업

과학기술정보통신부가 추진하는 마이데이터MyData 사업은 개인이 자신의 정보를 능동적으로 관리, 통제, 활용하는 것으로, 개인이 직접 내려받거나 동의하에 제3자에게 제공하여 다양한 분야의 개인데이터 활용 서비스

분야	과제명	수행기관		서비스
		주관	참여	
의료	의료 마이데이터 플랫폼 및 검진데이터를 활용한 건강관리 서비스	강남세브란스병원 (연세대학교 산학협력단)	아롬정보기술, CJ프레시웨이, 에쓰푸드	건강검진·처방전 등의 데이터를 이용한 영양 건강식단 추천 서비스
의료	응급상황을 위한 개인건강지갑 서비스	브이티더블유	삼성서울병원, 서울아산병원, 동아대학교병원	응급환자가 응급진료기록 및 일상생활 속 건강기록을 보관하고, 진료와 처방에 활용할 수 있는 서비스
의료	MyHealth Data 플랫폼 및 서비스 실증	서울대학교병원	치의과대학교 산학협력단, 메디블록, 웰트, 삼성화재	환자가 동의한 개인의료정보 기반의 건강정보교류 플랫폼 개발, 라이프로그 데이터와 융합하여 개인 맞춤 코칭서비스

표 6-2. 2019년 본인정보 활용·지원 실증서비스 의료 분야 선정 과제 목록 [출처: 채수웅. 2019/05/16. 〈개인정보 활용도 높아진다… 마이데이터 서비스 8개 과제 선정〉. 《디지털데일리》.]

를 누릴 수 있도록 본인 정보의 활용을 지원한다. 의료를 포함한 빅데이터 플랫폼 및 네트워크 구축을 통해 현행법 체계에서 개인정보를 안전하게 활용하고 할 수 있도록 하고, 개인에게 데이터 관리 및 활용 권한을 돌려주어 개인정보활용체계를 혁신하는 것이 사업 목표나.[109] 2018년 금융과 통신 2개 분야에 대해 시범사업을 진행했으며, 2019년 의료, 금융, 유통, 에너지 등 국민 생활과 밀접한 분야를 대상으로 본인정보 활용 실증서비스 8개 과제를 선정한 바 있다. 의료 분야는 정보 주체의 동의하에 데이터가 수집되며, 체감형 서비스 개발에 97억 원이 지원될 예정이다.[110]

정밀의료 병원정보시스템 사업

정밀의료 병원정보시스템 사업은 2017년부터 과기부와 복지부에 의해 추진되고 있는 국가사업으로, 다양한 의료데이터를 통합·분석하여 실시간 진료에 활용할 수 있는 클라우드 기반의 정밀의료 병원정보시스템P-HIS을

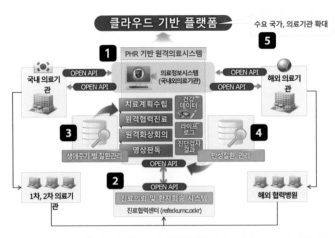

그림 6-8. 정밀의료 병원정보시스템(P-HIS) 사업의 범위 [출처: 이상헌. 2017. 〈의료부문 특화 클라우드 플랫폼 구축전략〉.]

개발하고, 2021년까지 개발된 시스템의 국내 확산 및 해외 수출 등의 사업화 추진이 목표다. 사업의 범위는 ① SaaS 기반 클라우드 병원정보시스템 구축 ② 정밀의료 빅데이터 구축 ③ 빅데이터 분석서비스 ④ 정밀의료 병원정보시스템 보급·확산을 위한 구체적 추진 전략 및 사업화 창출 방안 마련이다. 현재 고려대학교병원을 비롯하여 다수의 병원과 업체가 참여하고 있으며, 사업의 구체적인 범위는 [그림 6-8]과 같다.

인공지능 기반 정밀의료솔루션 사업

인공지능 기반 정밀의료솔루션 사업은 과학기술정보통신부에서 추진하고 있는 한국형 인공지능 개발 프로젝트로, 2018년부터 3년간 수행될 예정이다. 2019년 현재 '닥터 앤서'로 불리는 인공지능을 개발 중이며, 이

질환명	지능형 소프트웨어	임상적용 병원
심뇌혈관 질환	관상동맥 석회화 점수 진단	· 서울아산병원 · 경북대학교병원 · 울산대학교병원 · 세브란스병원 · 분당서울대학교병원 · 전남대학교병원
	뇌출혈 진단	
	뇌동맥류 병변 진단	
	심혈관 질환 재발 예측	
치매	치매 조기진단	· 분당서울대학교병원 · 여의도성모병원 · 고려대구로병원 · 제주대병원
	한국인 표준 WMH 지도 및 시각화 (뇌 영상 수치 자동 산출 소프트웨어)	
소아희귀유전질환	발달장애 유전변이 해석	· 고려대구로병원 · 서울아산병원 · 서울대병원 · 분당차병원
	난청 유전변이 해석	

표 6-3. 질환별 인공지능 소프트웨어의 임상적용 병원 [출처: 이상만. 2019/07/23. 〈한국형 AI 정밀의료서비스 '닥터 앤서' 임상 본격화〉. 《의학신문》.]

프로젝트에는 서울아산병원을 비롯해 총 26개 의료기관, 뷰노와 쓰리빌리언 등 22개의 정보통신기술 및 소프트웨어 기업이 참여하고 있다. 심뇌혈관·치매·소아희귀유전질환 등 3대 질환 관련 8종의 소프트웨어가 개발되었으며, 이 중 뇌동맥류 병변진단 소프트웨어가 2019년 1월 식품의약품안전처로부터 임상시험 계획 승인을 받았다. 또한 닥터 앤서 중 치매진단 소프트웨어가 처음으로 식품의약품안전처로부터 의료영상 분석 장치 소프트웨어 2등급 인증을 받아 본격적인 임상을 시작한다.

개인정보보호위원회

의료정보는 민감 정보에 해당하는 개인정보다. 의료정보의 결합과 빅데이터화가 가속되는 지금, 의료정보를 포함한 개인정보보호는 정보화 사회에서 매우 중요한 정책 과제다. 〈의료법〉에서 의료정보보호 조항을 포함하고 있지만, 우리나라에서 개인정보보호를 총괄하고 있는 기관은 대통령 소속 '개인정보보호위원회'이며, 관련 법은 〈개인정보보호법〉이다. 개인정보보호위원회는 국민의 사생활을 보호하고 자신의 개인정보를 스스로 통제할 수 있는 권리를 보호하기 위해 국가 전반의 개인정보보호정책을 수립하고, 위법 행위의 감시 및 국민의 권리 구제, 법령 해석 등에 관한 심의·의결, 정책연구 및 국제협력 활동을 담당하고 있다.[111] 개인정보보호위원회 설치 근거법률은 〈개인정보보호법〉 제7조이며 '개인정보보호에 관한 사항을 심의·의결하기 위하여 개인정보보호위원회는 그 권한에 속하는 업무를 독립하여 수행한다'고 규정하고 있다. 개인정보 침해 요인을 평가하고, 〈개인정보보호법〉과 제도 발전을 위한 제도발전위원회를 운영하는 것은 개인정보보호위원회의 주요 활동이다.

1. 법령평가전문위원회

법령평가전문위원회는 2016년 9월부터 법령의 개인정보 침해 요인의 평가를 담당하고 있다. 이는 중앙행정기관이 개인정보 처리를 수반하는 법령을 제·개정하는 경우에 해당 법령에 침해 요인이 존재하는지 여부를 평가한 후, 법령안을 담당하는 소관 기관의 장에게 이를 보완할 것을 권고하는 제도다. 법령상의 개인정보 침해 유발 요인을 사전에 차단해 개인정보 유출과 오·남용을 방지함으로써 정보 주체의 개인정보자기결정권을 실질적으로 구현하기 위한 방안이자, 입안 단계부터 개인정보 침해 요인을 체계적으로 분석·평가하기 위한 목적이다. 또한 다른 법령과의 정합성을 고려함으로써 개인정보 관련 법령 간 중복 또는 상충 요인을 제거하는 효과가 있다.

2. 제도발전전문위원회

기술의 발전 속도는 매우 빠르고, 정보의 연결은 가속되는 정보 중심 사회에서 정보 주체의 권익 보호를 위한 법과 제도의 선진화는 국가적으로 매우 중요한 과제다. 개인정보보호위원회는 개인정보보호와 관련한 불합리한 제도를 발굴하고 이를 개선해나가기 위해서 제도발전전문위원회를 운영하고 있다. 위원회에서는 관계기관에 제도 개선을 권고하고, 이의 이행 여부를 지속적으로 점검하고 독려하는 등, 정보 주체의 권익 보호를 위한 활동을 수행한다. 제도발전전문위원은 개인정보보호위원회 위원장이 임명하거나 위촉하며, 개인정보보호위원회의 심의·의결 사항에 대해 사전에 전문적으로 검토하는 역할을 수행한다.

3. 〈개인정보보호법〉

2019년 8월 현재 〈개인정보보법〉 개정안이 국회에 제출된 상태다. 다양한 개정안이 제출되었고 개정되기까지는 사회적 합의 도출이 필요하지만 현재까지 논의된 주요 개정 방향은 다음과 같다.*

가. 개인정보와 관련된 개념 체계를 개인정보·가명정보·익명정보로 명확히 하고, 가명정보는 통계 작성, 과학적 연구, 공익적 기록 보존의 목적으로 처리할 수 있도록 하며, 서로 다른 기업이 보유하고 있는 정보집합물은 대통령령으로 정하는 보안시설을 갖춘 전문기관을 통해 결합하고, 전문기관의 승인을 거쳐 반출을 허용함.

나. 가명정보를 처리하거나 정보 집합을 결합하는 경우에는 관련 기록을 작성·보관하는 등 대통령령으로 정하는 안전성 확보 조치를 하도록 하고, 특정 개인을 알아보는 행위를 금지하는 한편 이를 위반하는 경우 형사처벌, 과징금 등의 벌칙을 부과하도록 함.

다. 개인정보보호위원회를 국무총리 소속 중앙행정기관으로 격상하는 한편, 현행법상 행정안전부의 기능을 개인정보보호위원회로 이관하고, 개인정보보호위원회에서 관계 중앙행정기관의 장에게 공동 조사 및 처분 등에 대한 의견제시권을 부여하여 개인정보 보호 컨트롤 타워 기능을 강화함.

라. 〈정보통신망 이용 촉진 및 정보보호 등에 관한 법률〉의 개인정보보호 관련 규정을 삭제하면서, 국외 이전 시 보호 조치, 국외 재이전, 국내 대리인, 손해배상보험 등 현행법과 상이하거나 〈정보통신망 이용 촉진 및 정보보호 등에 관한 법률〉에만 있는 규정을 특례로 규정함.

진료정보교류사업

1. 필요성

우리나라는 병원정보시스템의 도입률은 높지만 진료정보교류사업 개시 전인 2017년 6월 21일 이전에는 전자적 정보교류가 불가능했다. 환자는 병원을 옮길 때마다 기존에 진료받았던 병원의 진료기록을 일일이 종이나

---

* 관계부처 합동으로 2016년 6월에 발표한 '개인정보 비식별조치 가이드라인'은 법적 효력이 없고, 해당 가이드라인에서 제시한 비식별조치도 완벽하지 않다는 것이 확인된 바 있어 개정 작업이 진행 중이다.

CD로 발급받아 다른 의료기관에 제출해야 하는 불편이 있었다.** 또한 진료기록을 발급하지 못하면 병원을 옮길 때마다 연계성 있는 치료를 받지 못하고, 다시 CT나 MRI 등의 영상검사를 하면서 불필요한 의료비 지출도 발생했다. 진료정보교류사업은 이러한 불편을 해소하여, 환자가 의료기관에서 자신의 진단·처방·검사정보를 활용한 의료서비스를 이용할 수 있도록 하는 제도다.

2. 법적 근거

진료정보교류란 개인정보 제공을 동의한 개인에 한하여 본인의 진료기록을 원하는 의료기관으로 안전하게 송수신하는 서비스로, 제공된 정보는 환자진료에 참조하기 위한 사업이다. 'EHR 핵심공통기술 연구개발 사업단'의 세부 과제에서 표준 기반 진료정보교류사업을 시범적으로 수행한 바 있지만, 법적 근거는 2016년 12월에 마련되었다. 〈의료법〉 제21조 2항(진료기록의 송부 등)과 진료정보교류표준 고시(보건복지부 제2016-233호, 2017년 1월 1일)에 의한 교류서식 4종(진료의뢰서, 진료회신서, 진료기록요약지, 영상의학판독소견서)을 표준문서로 지정했다. 보건복지부는 의료기관 간 진료정보교류사업을 2022년까지 전국으로 확대 추진할 계획이다.

3. 진료정보교류시스템

진료정보교류시스템은 MPI 서버, 중앙 레지스트리, 다중 레퍼지토리 모델 아키텍처를 사용하여 HL7 CDA 서식 표준문서를 XDS 인프라를 기반으로 교류하는 시스템이다. 2019년 기준으로 사용 중인 교류 서식은 HL7

** 2014년 건강보험심사평가원에서 수행한 '의료기관 정보화 현황조사'에 의하면 국내 병원의 99%가 환자기록을 종이서류나 CD 복사 등의 형태로 제공하고 있으며, 의료기관 간에 전자적으로 환자기록을 송수신하는 비율은 1%에 불과한 것으로 나타났다.

C-CDA Release 2.1 규격이다. 모든 CDA가 그렇듯이 XML 구조로 임상 정보를 표현한 것으로, 앞서 문서표준에서 CDA를 설명한 바와 같이 CDA 문서는 헤더Header와 바디Body로 구성된다. 헤더는 문서의 메타정보를 포함하고, 바디는 다양한 임상정보를 포함한다. 섹션의 조합인 바디로 임상 내용을 제공하며, 서술적 표현인 내러티브 블록Narrative Block과 기계가 읽을 수 있는 엔트리Entry 영역으로 구성된다.

4종의 표준교류서식을 저장하고 관리할 수 있는 문서저장소Repository를 거점(지역) 단위로 개발·구축하고, 해당 정보를 단일화하여 관리하고 활용하는 정보통합관리체계를 갖추고 있다. 거점문서저장소는 진료정보교류를 위한 문서를 저장·관리하는 역할을 수행하며, 정보보호를 위해 24시간 보안관제가 실시될 예정이다.

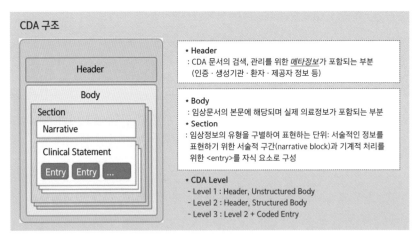

그림 6-9. 진료정보교류용 CDA 문서 구조 [출처: 보건복지부 및 사회보장정보원. 〈진료정보교류표준 고시 적용을 위한 전자의무기록시스템 연계가이드라인〉. 2017.]

4. 서비스 흐름도

보건복지부 및 보건산업진흥원에서 2018년 발표한 〈진료정보의 안전성 확보 및 신뢰성 제고를 위한 전자의무기록시스템 인증제 기반 마련 공청회〉 자료집에 따르면 진료정보교류사업의 의료기관 간 서비스 절차는 다음과 같다.

① 환자가 병의원에 방문하여 의사에게 진료 요청

※ 진료 접수 시 진료정보교류에 대한 개인정보 제공동의 필요(최초 1회)

② 진료 도중이나 완료 후, 의사의 판단이나 환자의 요청에 의해 다른 의료기관에 진료 의뢰 결정

③ 전자의무기록시스템을 이용하여 해당 환자의 진료의뢰서 작성 및 송부

※ 필요 시 CT·MRI 영상정보와 영상의학판독소견서 함께 송부

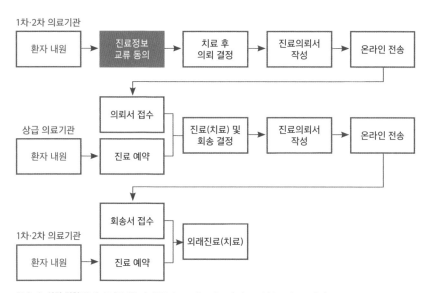

표 6-4. 의뢰 절차 [출처: 보건복지부 마이차트. https://mychart.kr/portal/about/intro.do.]

④ 진료 의뢰를 한 의료기관에 환자가 방문하여 의사에게 진료 요청

⑤ 의사는 진료정보교류시스템을 통해 전송된 진료의뢰서의 진료기록을 참조하여 환자 진료

전자의무기록시스템 인증제도

전자의무기록시스템의 인증은 전자의무기록의 효율적이고 통일적인 관리와 활용을 위해 진료기록의 생성·저장·관리에 필요한 기능성, 상호운용성 및 보안성을 충족한 소프트웨어와 응용프로그램을 인증하는 제도다. 전자의무기록시스템의 성능과 신뢰성을 정부에서 위임받은 기관에서 검증하고, 해당 기준을 통과한 제품의 품질을 정부가 인증해준다. 보건복지부는 2019년 10월부터 전자의무기록시스템 인증제도를 시행한다.

1. 목적

우리나라는 병원급 이상 의료기관의 90% 이상, 의원급 의료기관의 75% 이상에서 전자의무기록시스템을 구축 운영 중이나, 개별 병원 중심으로 개발되어 상호운용되지 못하는 한계가 있다. 전자의무기록시스템 인증의 목적은 표준화된 진료정보의 생산·관리 및 정보보호를 위한 전자의무기록의 기준 마련과 검증 및 인증을 통해 일정 수준 이상의 의료 및 의료데이터의 품질을 확보하고자 함이다. 보건복지부 의료정보정책과에 따르면 전자의무기록시스템 인증 대상은 현재 국내에서 사용 중인 전자의무기록과 청구 소프트웨어 425개다. 전자의무기록시스템 인증은 의료법상 의무가 아닌 권고 사항으로, 시스템 개발업체와 의료기관 모두 신청할 수 있다. 보건복지부에서는 의료기관이 개별 신청하지 않더라도 인증받은 제품을 사용하는 경우 이를 표시하도록 하고 있다.

2. 추진 경과

보건복지부에서는 한국보건산업진흥원에서 추진한 전자의무기록시스템 인증기준 등의 연구 결과를 바탕으로 2017년 11월부터 약 4개월간 3개 유관기관과 함께 추가 연구를 진행했다. 이 연구 결과를 바탕으로 전자의무기록의 표준화 및 시스템 인증에 관한 조문(〈의료법〉 제23조 2항)을 신설했으며[112] 전자의무기록시스템 인증제도의 추진 경과는 다음과 같다.

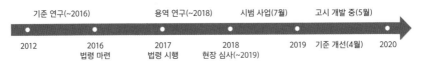

그림 6-10. 전자의무기록시스템 인증제도 추진 경과

2017년부터 2018년까지 시행된 용역 연구를 통해 인증심사원 양성을 위한 교육 과정이 개발되었으며, 인증기준에 대한 해석의 차이를 없애고 동일한 판단기준을 제공하기 위해 '인증심사점검 가이드라인' 또한 개발되었다.

3. 인증 절차와 인증 조직

전자의무기록의 인증 절차는 자가 점검을 포함한 인증의 신청, 접수, 심사 및 검사를 통해 인증과 사후관리를 시행하게 된다. 보건복지부 인증기관은 검사기관에서 수령한 인증승인요청서에 따라 홈페이지에 해당 내용을 게시한다. 인증 조직의 유형은 보건복지부 인증기관, 검사기관이 심사 업무를 위탁하는 위탁외부검사기관을 포함한다. 이 중 검사기관은 인증기준을 관리하고, 테스트 절차를 개발하며 심사원 양성과 자격 관리 교육을 실시하게 된다.

인증 대상을 신청 주체에 따라 구분하면 신청 주체가 판매업자인 경우,

위탁용역 과제명	과업 내용
인증심사원 양성 교육과정 개발	• 인증심사원 양성을 위한 교육과정 개발 및 교육 실시 • 인증심사를 위한 전문심사원 파견 • 인증심사원 교육을 위한 교재 개발 • 인증심사원 자격기준(안) 마련
인증기준별 상세 가이드라인 마련	• 인증기준 점검을 위한 상세 가이던스 개발 • 인증기준에 대한 현행 법제도와의 일치성 검토
인증 운영지침 개발	• 인증제 운영매뉴얼 개발 • 전자의무기록시스템 인증제 시행을 위한 고시(안) 마련

표 6-5. 용역 과제 내용 [출처: 전자의무기록 시범사업 실무추진단. 2019/05. 〈전자의무기록시스템 인증제 시범사업 추진 현황 자료〉.]

그 회사가 제조한 전자의무기록시스템이 인증 대상이다. 의료기관에서 자체 개발한 전자의무기록시스템인 경우에는 의료기관이 신청 주체가 되며 해당 병원의 전자의무기록시스템이 인증 대상이 된다.

4. 인증기준

인증기준은 기능성, 상호운용성 및 보안성으로 구성된다. 보건복지부 및 보건산업진흥원은 공청회 및 현장 심사를 통해 2019년 4월에 인증기준 개선(안)을 확정했으며, 2019년 6월 공청회에서 이 인증기준을 공개했다.

주요 개선 사항은 다음과 같다. 첫째, 2개 유형을 3개 유형으로 확대한다. 둘째, '등급 1'을 진료지원 필수 기능으로, '등급 2'를 진료지원 부가 기능으로 수정한다. 셋째, 상호운용성 영역 기준을 국내외 표준 마스트 테이블 사용 여부 항목에서 진료정보교류 참여 확인 항목으로 전환하고 '선택' 항목으로 변경한다.

'유형 1'은 주로 외래진료만 제공하는 의원급 전자의무기록시스템을 대

기능성 (Functionality)	• 정의: 진료정보를 생성하고 관리하기 위해 전자의무기록시스템이 갖추어야 할 성능 • 적용: 레벨 1(진료기록의 생성과 저장, 보관 기능 중심)과 레벨 2(환자안전과 의료서비스 질 향상과 관련된 기능)로 구분
상호운용성 (Interoperability)	• 정의: 2개 이상의 전자의무기록시스템 혹은 전자의무기록시스템 컴포넌트 간에 정보를 교환하고 교환한 정보를 활용하는 성능 • 적용: 보건복지부 고시 〈진료정보교류표준〉 내용 중 4개의 서식(진료의뢰서, 진료회송서, 진료기록요약지, 영상의학판독소견서)에 적용된 국내외 표준코드를 준수하는 것을 인증기준으로 적용
보안성 (Safety)	• 정의: 전자의무기록시스템 자체적인 관리적·물리적·기술적인 보안 및 개인정보 보호 성능 • 적용: 〈전자의무기록의 관리·보존에 필요한 시설과 장비에 관한 기준〉, 〈개인정보의 안전성 확보 조치 기준〉 등의 법 제도를 준용하여 인증기준 마련

표 6-6. 인증기준의 구성 [출처: 전자의무기록 시범사업 실무추진단. 2019/05. 〈전자의무기록시스템 인증제 시범사업 추진 현황 자료〉.]

상으로 하며, '유형 2'는 통상적인 입원서비스를 제공하는 의원과 병원 및 중소종합병원에서 사용하는 시스템을 말한다. '유형 3'은 주로 〈상급종합병원의 지정 및 평가에 관한 규칙〉의 별표 '상급종합병원의 지정기준' 제1호 가목 및 제2호에 준하는 시설을 갖추었거나, 지역거점병원의 역할을 할 수 있는 종합병원에서 사용하는 시스템에 적용하는 인증기준이다.[113]

영역 및 유형별 인증 개수는 다음과 같다.

• 등급 1: 전자의무기록의 생성·보관·등록·저장 등과 관련한 진료지원 기능
• 등급 2: 등급 1의 기능과 연계되는 부가적인 진료지원 기능

'유형 1'의 '등급 1' 시스템은 총 56개 항목을 심사해서 41개 필수 항목에 적합한 경우 인증을 부여한다. '유형 2'의 '등급 1' 시스템은 총 78개 항목을 심사하고 56개 필수기준을 통과하면 인증을 부여한다. '유형 2'의 '등급 2' 시스템은 총 90개 항목을 심사하고, 63개 필수 항목에 적합하면

영역	구분	유형 1	유형 2		유형 3	
		등급 1	등급 1	등급 2	등급 1	등급2
합계		56	78	90	78	97
기능성	필수	28	43	50	53	62
	선택	5	12	17	2	12
상호운용성	선택	10	10		10	
보안성	필수	13	13		13	

표 6-7. 개선된 인증기준 [출처: 전자의무기록 시범사업 실무추진단. 2019/05. 〈전자의무기록시스템 인증제 시범사업 추진 현황 자료〉.]

인증 대상이 된다. '유형 3'의 '등급 1' 시스템은 총 78개 항목을 심사하고, 이 중 66개 필수 항목에 적합하면 인증을 부여하며, '유형 3'의 '등급 2' 시스템은 총 97개 항목을 심사해서 필수 항목 75개를 통과하면 인증을 부여한다.

  보건복지부는 전자의무기록시스템 인증제도가 진료의 안전성 증대와 진료정보보호 강화에 기여할 뿐 아니라, 신뢰성 있는 데이터를 생성해 향후 정보 활용의 토대를 마련하는 계기가 될 것으로 예측한다. 이를 위한 기본적인 조치로 전자의무기록시스템 간 전자전송에 필요한 호환성을 위해 진료정보교류표준[114]과 연계하여 상호운용성 기준을 새로 마련했으며, 〈의료법〉 및 〈개인정보보호법〉 등을 반영한 보안성 기준도 수립했다.[115] 복지부는 상급종합병원, 종합병원, 병·의원급 등 규모별 솔루션을 골고루 인증할 계획이라고 밝혔다.

의료클라우드 허용

2016년 〈의료법〉 시행규칙 개정으로 그동안 의료기관 내부에서만 보관하던 전자의무기록을 의료기관 외부에서도 보관할 수 있게 되었다. 보건복지부는 의료클라우드의 허용 정책이 전자의무기록을 보다 안전하고 효율적으로 보관·관리하고, 타 분야와 유사하게 규제 수준을 완화하기 위한 조치라고 밝혔다. 다만 의료기관 외부 장소에 보관·관리하는 경우 의료계의 정보보호 우려, 클라우드 등 산업계 요구 사항을 감안하여 내부 보관 시보다 강화된 시설·장비 기준을 마련하도록 〈전자의무기록의 관리·보존에 필요한 시설과 장비에 관한 기준〉을 고시에서 제정하였다.

첨단의료기술 신속허가제도

최근 인공지능, 로봇, 3D 프린팅 및 가상현실을 이용한 융합 제품이 증가함에 따라 기업 및 정부에게 규제 불확실성의 해소가 중요해지고 있다. 첨단혁신제품을 의료기기로 판매하려면 제품의 안전성 및 유효성을 필수적으로 확인해야 하는데, 효과성에 대한 문헌 근거가 부족해서 기준 마련에 시간이 걸리기 때문이다. 기술의 발전 속도는 빠른데 규제기준이 불확실하면 제품의 시장 진입이 지연된다. 신속한 시장 진입을 위해서는 심사절차 또한 신속하게 진행되어야 한다. 이를 위해서 보건복지부, 질병관리본부, 식품의약품안전처에서는 2019년 6월 혁신·첨단의료기술의 조기 시장 진입을 지원하기 위해 '혁신의료기기 신속허가 가이드라인 개발', '혁신의료기술 별도평가 트랙 도입', '혁신형 치료재료 가산 수가체계 마련' 등을 발표했다.[116] 또한 기업의 애로 사항을 직접 듣고 해결하기 위한 '의료기기 규제혁신 협의체'를 발족하는 등, 의료기기 규제의 불확실성을 낮추기

(시행 규칙) 제16조 제1항		(고시) 시설·장비 세부기준	
구분	조문 내용	공통 조치 사항	외부 보관 시 추가 조치 사항
제1,2호	전자의무기록 생성 및 전자서명	• 전자의무기록 생성·저장 및 전자서명 검증 • 전자의무기록 이력 관리	
제3호	백업 저장 장비	• 주기적 백업 • 잠금 장치가 구비된 보관 장소	• 무중단 백업 및 긴급 복구 • 백업데이터 위변조 방지 • 백업 설비 분리 운영
제4,5호	네트워크 및 전자의무기록 시스템 보안	• 접근 통제 및 권한 제한 • 개인정보의 암호화 • 접속 기록의 보관 • 보안프로그램 설치 등	• 네트워크 이중화 • 인증된 보호 제품 사용 • 데이터 무결성 보장 • 접근통제시스템 구성 • 데이터 관리 방안 마련
제6호	물리적 접근 방지 시설과 장비	• 보관 시설의 마련 • 잠금 장치의 설치 등	• 출입통제구역 설치 • 출입통제 및 모니터링 • 장비소재지 국내로 한정
제7호	외부 보관 시 필요 시설과 장비		• 실시간 모니터링 • 장애 대비 예비 장비 운영 • CCTV 설치·운영 • 침입감지장비 운영 • 재해예방시설 설치

표 6-8. 전자의무기록의 외부 보관 관련 시행규칙 [출처: 보건복지부 보도자료. 2016/08/05. 〈8월 6일부터 의료기관 외부장소에서도 전자의무기록 관리·보존이 가능해진다〉.]

위해 연구개발부터 보험등재까지 전 주기에서 상담을 실시할 예정이다.

보건복지부와 식품의약품안전처에 따르면 현행 의료기기 규제는 '허가→요양급여·비급여 대상 확인*→신의료기술 평가→보험등재 심사' 단계로 나누어져 의료기기업체들은 규제 단계별 정보를 종합적으로 이해하는 데 어려움이 있었다고 한다. 이러한 문제 해결을 위해서 '의료기기 전 주기 통합상담 실시'와 '규제 진행 과정 내 신청인 참여 강화 및 전문가 영입', '규제기준·결과 공개 강화 및 가이드북 개발'을 통해 규제 과정의 불확실성이

---

* 신청한 의료기술이 기존에 등재된 의료기술인지 불분명할 때 이를 확인하는 절차다.

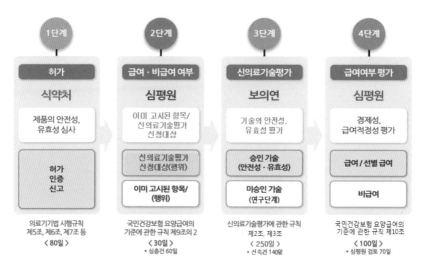

1단계

허가

식약처

제품의 안전성,
유효성 심사

허가
인증
신고

의료기기법 시행규칙
제5조, 제6조, 제7조 등
〈 80일 〉

2단계

급여 · 비급여 여부

심평원

이미 고시된 항목/
신의료기술평가
신청대상

신의료기술평가
신청대상(행위)

이미 고시된 항목/
(행위)

국민건강보험 요양급여의
기준에 관한 규칙 제9조의 2
〈 30일 〉
* 심층건 60일

3단계

신의료기술평가

보의연

기술의 안전성,
유효성 평가

승인 기술
(안전성 · 유효성)

미승인 기술
(연구단계)

신의료기술평가에 관한 규칙
제2조, 제3조
〈 250일 〉
* 신속건 140일

4단계

급여여부 평가

심평원

경제성,
급여적정성 평가

급여 / 선별 급여

비급여

국민건강보험 요양급여의
기준에 관한 규칙 제10조
〈 100일 〉
* 심평원 검토 70일

그림 6-11. 신개발 의료기기 및 신의료기술의 보험등재 절차 [출처: 보건복지부 보도자료. 2019/05/07. 〈신의료기술 평가와 보험등재 심사가 동시에 진행된다!〉.]

발생하는 영역을 해소하고자 함이다.

보건복지부에서는 본 제도의 시행으로 신의료기술 평가와 보험등재 심사 절차를 동시에 진행할 수 있고, 시장 진입 절차를 최대 100일까지 단축하게 된다고 밝혔다. 또한 규제기관 간 협력 강화를 위해 협의체를 정기적으로 운영하되, 사회적·기술적 가치가 높은 혁신의료기술이 빠르게 시장에 진입하도록 인허가 지침(가이드라인) 및 별도 평가체계를 완비하겠다고 밝혔다. 안전성 우려가 적은 체외진단검사는 '시장 선진입-후평가(신의료기술)' 절차를 적용하되, 감염병 체외진단검사 분야부터 우선 시행하기로 했다. 체외진단검사 및 인공지능 기술의 발전으로 유비쿼터스 헬스 시대가 멀지 않았다.

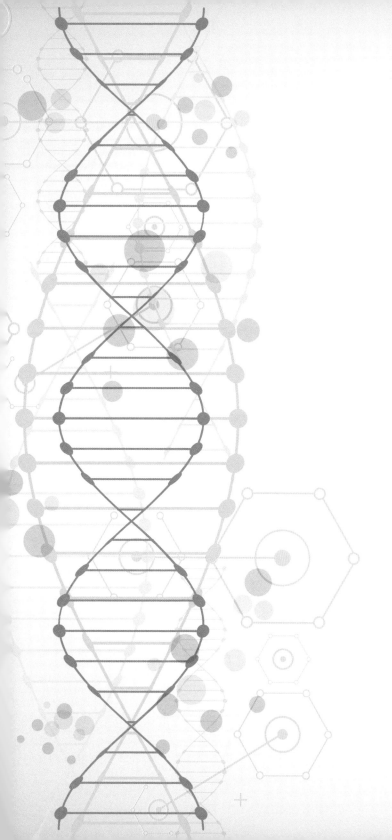

부록

주요 약어 및 용어

ACR(American College of Radiology): 미국영상의학회

AHIMA(American Health Information Management Association): 미국 보건정보관리협회

AI(Artificial Intelligence): 인공지능

All of Us 프로그램(All of Us Program): 정밀의료의 변경된 명칭

ANSI(American National Standards Institute): 미국표준협회

API(Application Programming Interface): 응용프로그래밍 인터페이스

ARRA(American Recovery and Reinvestment Act of 2009): 미국 경기부양법

ATC(Anatomical Therapeutic Chemical Classification System): 의약품의 해부·치료·화학적 분류 코드체계

CA(Conformity Assessment): 적합성 평가

CAS(IHE Conformity Assessment Scheme): IHE 적합성 평가프로그램

CCD(Continuity of Care Document): 연속적인 진료문서

C-CDA(Consolidated Clinical Document Architecture): 통합 임상문서아키텍처

CCM(Clinical Contents Model): 한국의 임상콘텐츠모델

CCR(Continuity of Care Record): 연속적인 진료기록

CD(Committee Draft): 위원회안

CDA(Clinical Document Architecture): 임상문서아키텍처

CDISC(Clinical Data Interchange Standards Consortium): 국제임상데이터표준컨소시엄

CDM(Common Data Model): 공통데이터모델

CDSS(Clinical Decision Support System): 임상의사결정지원시스템

CDV(Committee Draft for Vote): 투표용 위원회안

CDW(Clinical Data Warehouse): 임상데이터웨어하우스

CEM(Clinical Element Model): 임상요소모델. 미국 인터마운틴헬스케어네트워크의 의료정보모델

Cloud computing: 클라우드 컴퓨팅

CMS: 미국 보건성 메디케어 및 메디케이드 서비스 센터

Conformity Assessment: 적합성 평가

COSD(Co-operation Organization for Standards Development): 표준개발협력기구

DCM(Detailed Clinical Model): 상세임상모델. HL7에서 개발한 표준의료정보모델

De Facto Standards: 사실상표준

De Jure Standards: 공식표준

DEEDS(Data Elements for Emergency Department Systems): 응급실용 데이터 요소

DICOM(Digital Imaging and Communications in Medicine): 의료용 디지털 영상 및 통신 표준

DIS(Draft International Standard): 국제표준안

DSM-5(Diagnostic and Statistical Manual of Mental Disorders 5): 정신질환의 진단 및 통계 매뉴얼 5판

EC(European Commission): 유럽집행위원회

EDI 코드: 국내에서 건강보험 요양급여 비용 청구 목적으로 사용하는 코드

EDI(Electronic Document Interchange): 전자적 문서교환

EHR(Electronic Health Record): 전자건강기록

EHR-S FM(Electronic Health Record System Functional Model): 전자건강기록시스템 기능모델

EMR(Electronic Medical Record): 전자의무기록

EMRAM(Electronic Medical Record Adoption Model): 전자의무기록 도입 또는 성숙도 측정 모델

ePHR(electronic PHR): 전자개인건강기록

EuroRec(European Institute for Health Records): 유로렉

FDA(Food and Drug Administration): 미국식품의약국

FDIS(Final Draft International Standard): 최종국제표준안

FG-AI4H(Focus Group-Artificial Intelligence for Health): 의료인공지능에 관한 포커스 그룹

FHIR(Fast Healthcare Interoperability Resources): 전자건강기록 교환용 HL7 표준

FMA(Foundational Model of Anatomy): 해부학 영역에 대한 참조 온톨로지

GDPR(General Data Protection Regulation): 유럽연합 일반 개인정보보호법

GS1(Global Standards #1): 유통표준 분야 사실상표준화기구

HIMSS(Healthcare Information and Management Systems Society): 미국 보건의료정보관리시스템협회

HIPAA(Health Insurance Portability and Accountability Act): 미국 의료정보보호법

HIS(Hospital Information System): 병원정보시스템

HL7 인터내셔널(Health Level 7 International): 보건의료정보 분야 사실상표준화기구

IaaS(Infrastructure as a Service): 서비스형 인프라스트럭처

ICAP(IEEE Conformity Assessment Program): IEEE의 표준적합성 평가프로그램

ICD(The International Statistical Classification of Diseases and Related Health Problem): 국제 질병·사인분류

ICD-10cm/PCS: 국제 질병의 분류, 임상수술 및 시술 코딩시스템

ICD-O(International Classification of Oncology): 국제종양학질병분류

ICF(International Classification of Functioning): 국제기능장애건강분류

ICHI(International Classification of Health Interventions): 국제의료행위분류

ICNP(International Classification for Nursing Practice): 국제간호실무분류체계

IDMP(Identification of Medicinal Products): 의약품 식별용 표준

IEC SyC AAL(IEC Systems Committee Active Assisted Living): 능동형 생활지원시스템 위원회

IEC(The International Electrotechnical Commission): 국제전기기술위원회

IEC/TC 124: 착용형 스마트 기기 분야 IEC 관련 위원회

IEC/TC 62: 전자의료기기 분야 IEC 관련 위원회

IEEE(The Institute of Electrical and Electronics Engineers): 전기전자기술자협회

IHE(Integrating the Healthcare Enterprise): 의료정보시스템통합기구

ILAC(International Laboratory Accreditation Cooperation): 국제시험소인정협의체

IOM(Institute of Medicine): 미국의학협회

IS(International Standard): 국제표준

ISO(International Organization for Standardization): 국제표준화기구

ISO/IEC 17788: 클라우드 컴퓨팅-개요 및 어휘

ISO/IEC 17789: 클라우드 컴퓨팅-참조 아키텍처표준

ISO/IEC JTC 1 SC 38: 클라우드 컴퓨팅 및 분산 플랫폼 분야 국제표준화기구

ISO/IEC JTC 1 SC 42: 인공지능 분야 국제표준화기구

ISO/TC 212: 진단검사 및 체외진단시스템 분야 국제표준화기구

ISO/TC 215: 보건의료정보 분야 국제표준화기구

ISO/TC 249: 전통의학 분야 국제표준화기구

ISO/TC 307: 블록체인 및 분산원장 기술 분야 국제표준화기구

ITU(International Telecommunication Union): 국제전기통신연합

ITU-T SG 13: 미래 네트워크, 빅데이터, IMT-2020 네트워크

ITU-T SG 16: 국제전기통신연합 이헬스 분야 스터디그룹

JWG(Joint Working Group): 둘 이상의 작업반

KCD(Korean Classification of Disease): 한국표준질병·사인분류

KD 코드(Korean Drug Code): 의약품표준코드

KOLAS(Korea Laboratory Accreditation Scheme): 한국인정기구

KOSTOM(Korean Standard Terminology Of Medicine): 보건의료용어표준

KS(Korean Industrial Standards): 한국산업표준

LIS(Laboratory Information System): 진단검사정보시스템

LOINC(Logical Observation Identifiers Names and Codes): 국제검사용어표준

MACRA(Medicare Access and CHIP Reauthorization Act): 메디케어 액세스 및 어린이 건강
보험프로그램 재승인법으로, 메디케어로부터 진료비를 상환받는 의사 및 기타 의료제공
자의 전자건강기록 사용에 대한 인센티브 수령의 법적 근거

MDS(Minimum Data Set): 장기적인 질환 관리 목적의 최소데이터세트

Meaningful Use of EHR: 전자건강기록의 의미 있는 사용

MIPPA(Medicare Improvements for Patients and Providers Act of 2008) 의료공급자가 메디케
어 환자 대상 온라인 처방전을 발행할 경우 인센티브 제공을 정한 미국의 법

MIPS(Merit-Based Incentive Payment System): 미국 의사 대상의 성과 연동 인센티브 지불시스템

MRA(Mutual Recognition Arrangement): 상호인정협정

NANDA(North American Nursing Diagnosis Association): 국제간호진단 관련 정의 및 분류
용어

NCI(National Cancer Institute): 미국 국립암연구소

NEMA(National Electrical Manufacturers Associations): 미국전기제조업체협회

NGS(Next Generation Sequencing): 차세대염기서열분석

NHS(National Health Service): 영국 국민보건서비스

NIH(National Institutes of Health): 미국 국립보건원

NIST(National Institute of Standards and Technology): 미국 국립표준기술연구소

NLM(United States National Library of Medicine): 미국 국립의학도서관

NPU(Nomenclature for Properties and Units): 유럽 진단검사의학 분야의 표준용어

NVLAP(National Voluntary Laboratory Accreditation Program): 국가 차원의 자발적 실험실
인정프로그램

OCS(Order Communication System): 처방전달시스템

OMG(Object Management Group): 객체 관리 그룹

ONC(Office of the National Coordinator for Health Information Technology): 미국 건강정보
기술조정국

OSI(Open Systems Interconnection Reference Model): 국제표준화기구(ISO)에서 개발한 컴퓨
터 네트워크 프로토콜 디자인과 통신을 7계층으로 나눈 표준 참조 모델

PaaS(Platform as a Service): 서비스형 플랫폼

PACS(Picture Archiving and Communication System): 의료영상저장 및 전송시스템

PHC2020(Personalised health and care 2020): 영국 NHS가 추진 중인 전국단위 의료정보
디지털화와 공유프로젝트

P-HIS(Personalized-Hospital Information System): 정밀의료 병원정보시스템

PHR(Personal Health Record): 개인건강기록

PHR(Personal Health Record): 개인건강기록

PHR-S FM(Personal Health Record Functional Model): 개인건강기록시스템 기능모델

PM(Precision Medicine): 정밀의료

PMI(Precision Medicine Initiative): 정밀의료 이니셔티브

PS(Patient Summary): 환자진료요약

PWI(Preliminary Work Item): 국제표준 예비작업항목

Raw Data: 원시데이터

RFID(Radio-Frequency Identification): 무선(RF)으로 태그(Tag)에 입력된 데이터를 수집하는 전자식별기술

RIM(Reference Information Model): 참조정보모델

RxNorm: 미국 약품용어체계

SaaS(Software as a Service): 서비스형 소프트웨어

SaMD(Software as a medical device): 소프트웨어 의료기기

SCR(Summary Care Records): 진료요약기록

SDO(Standards Developing Organization): 표준개발기구

SDoC(Supplier's Declaration of Conformity): 공급자 적합 선언

SLA(Service Level Agreement): 서비스 수준 협약서

SNOMED CT 인터내셔널(SNOMED CT International): SNOMED CT의 판매 및 관리기구

SNOMED CT(Systematized Nomenclature of Medicine—Clinical Terms): 표준임상용어체계

SPL(Structured Product Labeling): 구조화된 제품 라벨링, HL7의 약물정보교환용 표준

TBT(Technical Barriers to Trade): 기술무역장벽

TC(Technical Committees): 기술위원회

UCUM(The Unified Code for Units of Measure): 측정 단위를 위한 통합코드

UHDDS(Uniform Hospital Discharge Data Set): 통일된 병원퇴원요약 세트

u-Health Care(Ubiquitous Health Care): 유헬스케어

UMLS(Unified Medical Language System): 통합의학용어체계

W3C(World Wide Web Consortium): 월드와이드웹 컨소시엄

WG(Working Group): 작업반

WHO-FIC(WHO Family of International Classification): 사망, 질병, 의료행위, 장애 등 주요
건강지표를 수집하기 위한 세계보건기구의 분류체계 집합

XML(Extensible Markup Language): 확장 가능 마크업 언어

| 참고 사이트

국제표준 개발 가이드
: 국제표준 개발자를 위한 표준 서식, 프로젝트 진행 방법 등을 안내함

1. Standards development and drafting standards: 국제표준의 제정 과정을 설명해주는 유튜브 채널로 ISO에서 제공

2. Project management: 국제표준 개발을 이끄는 프로젝트 리더가 알아야 할 프로젝트 관리 방법

3. Form 4 New Work Item Proposal [Word]: 국제표준 제안자(Proposer/Project leader)가 작성해야 하는 표준서식인 Form 04 다운로드 제공
http://qoon.gr/MbiqjL

국제표준화기구 사이트

1. ISO/TC 215 홈페이지
   보건의료정보 국제표준화기구에서 개발한 표준 목록과 요약 내용 제공

2. ISO/IEC JTC 1 SC 42 홈페이지
   인공지능 국제표준화기구에서 개발한 표준 목록과 요약 내용 제공

3. IEC 62A 홈페이지
   의료기기 관련 표준 목록과 개발 현황 제공

4. HL7 인터내셔널 홈페이지: https://www.hl7.org

   회원 가입 후 HL7 인터내셔널에서 개발한 모든 표준 목록을 조회할 수 있으며, 표준 스펙 다운로드

   가능

5. SNOMED CT 인터내셔널 홈페이지: https://www.snomed.org

   SNOMED CT 소개 자료, 교육 자료 및 브라우저 제공

6. LOINC 홈페이지: https://loinc.org

   회원 가입 후 LOINC 및 LOINC 브라우저를 무료로 사용

국외 표준 관련 기관

1. 글로벌 디지털헬스 정책 파트너십: https://gdpr-info.eu
   각국 정부가 회원인 국제단체로 국가 간 표준정책 비교 가능

2. ONC 홈페이지: https://www.healthit.gov
   전자건강기록시스템을 포함한 건강정보기술의 인증에 필요한 상호운용성 요구 사항 제공

3. NIST 홈페이지: https://www.nist.gov
   보건의료정보관련 다양한 테스팅 도구를 조회할 수 있고 원격에서 테스팅 가능

4. EuroRec 홈페이지: http://www.eurorec.org
   유로렉에서 제공하는 인증서비스에 관한 내용 조회 가능

국내 표준 관련 기관

: 국내 보건의료정보, 산업표춘 및 의료기기 표준관련 정책(보도자료) 조회 가능

1. 산업통상자원부 국가기술표준원: http://kats.go.kr

2. 한국인정기구(KOLAS) 홈페이지: https://standard.go.kr

3. 국가표준 '보건의료정보표준' 홈페이지: https://www.hins.or.kr

기타

1. NIH All of Us 프로그램: https://allofus.nih.gov

2. 사단법인스마트헬스표준포럼: http://smarthealthstandard.kr

3. 건강보험심사평가원 보건의료빅데이터개방시스템: https://opendata.hira.or.kr

4. 국민건강보험공단: https://www.nhis.or.kr

5. 대한의료정보학회: www.kosmi.org

▌참고 문헌

1장. 보건의료의 새 물결

1. WHO. 2011. "Global Health and Aging". Accessed on August 6, 2019. https://www.who.int/ageing/publications/global_health.pdf.

2. Institute of Medicine. 2000. *To Err Is Human: Building a Safer Health System*. National Academies Press.

3. FDA. Accessed on August 6, 2019. https://www.fda.gov/newsevents/newsroom/pressannouncements/ucm604357.htm.

4. Sullivan T. August 13, 2018. "Amazon, Google, IBM, Microsoft, Oracle and Salesforce pledge to remove interoperability barriers". *HealthcareITNews*. Accessed on August 6, 2019. https://www.healthcareitnews.com.

5. 보건복지부 보도자료. 2018/08/14. 〈전자의무기록시스템 인증제 시범사업 추진〉.

6. Institute of Medicine. 2001. *Crossing the Quality Chasm: A New Health System for the 21st Century*. National Academies Press.

7. 조지프 스티글리츠. 2002. 《스티글리츠의 경제학》. 한울아카데미.

8. 양봉민. 2006. 《보건경제학》. 나남.

9. Meskó B, Drobni Z, Bényei É, Gergely B, Győrffy Z. 2017. "Digital health is a cultural transformation of traditional healthcare." *Mhealth* 2017(3).

10. Accessed on August 6, 2019. http://archive2.cra.org/ccc/files/docs/Natl_Priorities/web_health_spring.pdf.

11. 장동경. 〈디지털 헬스케어의 개요〉. [이종철 편저. 2018. 《4차 산업혁명과 병원의 미래》. 청년의사.]

12. 성균관대학교 삼성융합의과학원. 2017. 《2017 스마트헬스 국제표준로드맵》.

13. 생명공학정책연구센터. 2018. 〈미국, 100만명 건강정보를 수집하는 연구 착수〉. *BioINwatch* 18-41.

14. All of Us research program. Accessed on August 6, 2019. https://www.JoinAllofUs.org.

15. NIH. Accessed on August 6, 2019. https://allofus.nih.gov/about/participation.

16. All of US research Program. 2018. "Protocol v1 Summary". Accessed on August 6, 2019. https://allofus.nih.gov/sites/default/files/all_of_us_protocol_v1_summary.pdf.

17. NIH. Accessed on August 6, 2019. https://allofus.nih.gov/news-events-and-media/announcements/all-us-research-program-launches-data-browser-offering-preview-landmark-health-database.

18. NIH. Accessed on August 6, 2019. https://www.cancer.gov/about-cancer/treatment/clinical-trials/nci-supported/nci-match.

19. 지경용, 김동수, 김민철, 이용희 외. 2005. 《유비쿼터스 시대의 보건의료》. 진한엠앤비.

20. 김진태. 2010. 〈U-HEALTHCARE 현황 및 전망〉.

21. 신형주. 2018/07/25. 〈"의료계, 강원도 원격의료 시행 우려 과도한 측면 있다"〉. 《MEDICAL Observer》. Accessed on August 6, 2019. http://www.monews.co.kr/news/articleView.html?idxno=204010.

22. 지경용, 김동수, 김민철, 이용희 외. 2005. 《유비쿼터스 시대의 보건의료》. 진한엠앤비.

23. HR 6331. "Medicare Improvements for Patients and Providers Act of 2008". *South Dakota Journal of Medicine* 61(5). Accessed on August 6, 2019. https://www.govinfo.gov/content/pkg/PLAW-110publ275/pdf/PLAW-110publ275.pdf.

24. 국가기술표준원. 2015. 〈스마트의료기술 분야 10대 전략트렌드〉.

25. Patel MS, Asch DA, Volpp KG. 2015. "Wearable Devices as Facilitators, Not Drivers, of Health Behavior Change". *JAMA* 313(5): 459–460.

26. Melissa Dahl. JAN 12, 2015. "People Lose Interest in Fitness Trackers After 6 Months". NEW YORK. Accessed on August 6, 2019. https://www.thecut.com/2015/01/fitness-tracking-gets-old-in-about-6-months.html.

27. 전종홍, 이원석, 이주철, 차홍기, 이승윤. 〈스마트 웨어러블 기술 및 표준화 동향〉. 《전자통신동향분석》. 31(2): 73-83.

28. https://shop.bsigroup.com/upload/271432/PAS%20277%20(2015)bookmarked.pdf.

29. 산업통상자원부 보도자료. 2017/09/18. 〈'착용형 스마트기기' 국제표준화 우리나라에서 시작!〉.

30. 식품의약품안전처. 2018. 《스마트 헬스케어 의료기기 기술·표준 전략 보고서》. 진한엠앤비.

31. IEC 124. Accessed on August 6, 2019. https://www.iec.ch.

32. Mehrotra P. 2016. "Biosensors and their applications-A review". *J Oral Biol Craniofac Res* 6(2): 153-159.

33. 이민호. 2015. 〈진단용 바이오센서 및 상용화 동향-1〉. 헬스케어를 위한 바이오센서 기술개발과 사업화 및 주요과제 세미나 자료집.

34. Lee L. 2019. "Opportunities and Challenges in Printed Flexible Bioelectronics: New Paradigm in Healthy Life and Healthy Business through Biopchip(iSOS)". Bio Medic, 4D 프린팅 4차 산업혁명 선도 플렉시블일렉트로닉스 산업포럼.

35. 마쓰오 유타카. 2015. 《인공지능과 딥러닝》. 동아엠앤비.

36. Salathé M, Wiegand T, Wenzel M, Kishnamurthy R. 2018. "Focus Group on Artificial Intelligence for Health". *ITU-T*. Accessed on August 6, 2019. https://www.itu.int/en/ITU-T/focus-groups/ai4h/Documents/FG-AI4H_Whitepaper.pdf.

37. 신찬옥. 2017/11/22. 〈왓슨 도입 1년… 암치료법 의료진과 90% 일치〉. 《매일경제》.

38. 신명진. 2018/05/17. 〈(주)뷰노 '뷰노메드 본에이지', 국내에서 개발한 인공지능(AI) 기반 의료기기 첫 허가〉. 《에이빙뉴스》.

39. 한해진. 2019/07/27. 〈한국형 인공지능 왓슨 '닥터앤서' 임상 적용 본격화〉. 《데일리메디》.

40. 정지섭. 2017/11/22. 〈[월드 톡톡] 中 인공지능 로봇, 재수 끝에 의사시험 합격이오〉. 《조선일보》.

41. 2018/03/21. 〈중국 건강검진 로봇 '샤오이' 노년층에 인기〉. 《로봇신문》.

42. babylonhealth. Accessed on August 6, 2019. https://www.babylonhealth.com.

43. IMDRF Software as a Medical Device(SaMD) Working Group. 2014. "Software as a Medical Device: Possible Framework for Risk Categorization and Corresponding Considerations". *International Medical Device Regulators Forum*. Accessed on August 6, 2019. http://www.imdrf.org/docs/imdrf/final/technical/imdrf-tech-140918-samd-framework-risk-categorization-141013.pdf.

44. FDA. 2018. "DIGITAL HEALTH: FDA ACTIVITIES, SOFTWARE PRECERTIFICATION PILOT PROGRAM–DISCUSSION OF PROPOSED FRAMEWORK".

45. 박성호 외. 2018. 〈첨단 디지털 헬스케어 의료기기를 진료에 도입할 때 평가원칙〉. 《대한의사협회지》. 61(12): 765-775.

46. Park SH, Han K. 2018. Methodologic Guide for Evaluating Clinical Performance and Effect of Artificial Intelligence Technology for Medical Diagnosis and Prediction. *Radiology* 286(3): 800–809.

47. IEEE. 2019. "JTC 1 SC 42 Liaison to IEEE Liaison Report".

48. https://www.itu.int/en/ITU-T/focusgroups/ai4h.

49. ISO/IEC JTC 1 SC 38 17788–Cloud Computing-Overview and Vocabulary.

50. Thomas Erl, Zaigham Mahmood, Ricardo Puttini. 2013. *Cloud Computing: Concepts, Technology & Architecture*. Prentice Hall.

51. Kavis M. 2014. *Architecting the cloud, design decisions for cloud computing service models*. WILEY.

52. 박기은. 2018. 〈네이버의 헬스 클라우드 전략〉. 스마트헬스 산업활성화를 위한 표준기술세미나.

53. 2018/11/16. 〈과대 광고로 인해 무너진 AI 신화?… IBM 왓슨 헬스 신뢰도 '흔들'〉. 《CIO》.

54. 김우용. 2018/05/28. 〈IBM, 왓슨 헬스 조직 50~70% 감원 계획〉. 《ZDNETKorea》.

55. 이강찬, 이승윤. 2010. 〈클라우드 컴퓨팅 표준화 동향 및 전략〉. 《전자통신동향분석》. 25(1): 90-99.

56. 국가기술표준원. 2018. 〈헬스 클라우드 표준화 로드맵〉, 〈스마트헬스 국제표준 로드맵〉.

57. 2015/12/18. 〈ITU, 클라우드 컴퓨팅 기반 '빅데이터' 국제표준 도입〉. 《디지털타임스》.

58. OMG. https://www.omg.org/cloud.

59. 안선주. 2018. "Consumer-oriented health cloud functional architecture and model". ISO/TC 215.

2장. 보건의료정보와 시스템

60. Wager K, Lee F, Glaser J. 2017. *Health care Information systems, A Practical approach for health care management*. JOSSEY-BASS.

61. Kalra D, Datta G, Lyver M. 2010. "Personal Health Records: Definition, scope, context and global variations of use". ISO TC/215 JWG.

3장. 표준과 상호운용성

62. ISO/IEC 지침 2.

63. 산업통상자원부 국가기술표준원 홈페이지.

64. 신명재 2007.《新표준화 개론》. 한국표준협회.

65. ISO/IEC 지침 1.

66. 신명재 2007.《新표준화 개론》. 한국표준협회.

67. Accessed on August 6, 2019. https://tools.ietf.org/html/rfc2119.

68. 국가기술표준원 홈페이지.

4장. 보건의료정보표준

69. Beeler G. 2015. "HL7 Basic Overview". *HIMSS 15*. Accessed on August 6, 2019. http://www.hl7.org/documentcenter/public_temp_F471D5ED-1C23-BA17-0CF5ACF5B781CAA3/calendarofevents/himss/2015/HL7%20Basic%20Overview_Quinn.pdf.

70. Accessed on August 6, 2019. https://innovate.ieee.org/ieee-ehealth-standards-collection.

71. 2007. HL7 International.

72. Cimino JJ. 1998. "Desiderata for controlled medical vocabularies in the 21st century". *Method Inf Med* 37(4-5): 394-403.

73. Lindmeier C. 2018/06/18. "WHO releases new International Classification of Diseases(ICD 11)". WHO. Accessed on August 6, 2019. https://www.who.int/news-room/detail/18-06-2018-who-releases-new-international-classification-of-diseases-(icd-11).

74. IACR. Accessed on August 6, 2019. http://www.iacr.com.

75. SNOMED International. Accessed on August 6, 2019. http://browser.ihtsdotools.org.

76. NIH. Accessed on August 6, 2019. https://www.nlm.nih.gov/research/umls.

77. Accessed on August 6, 2019. https://www.deepdyve.com/lp/de-gruyter/nomenclature-for-properties-and-units-or-npu-terminology-FvMBLeS4vD.

78. Accessed on August 6, 2019. http://sig.biostr.washington.edu/projects/fm/AboutFM.html

79. Burgun A. 2005. "Desiderata for domain reference ontologies in biomedicine". *Journal of Biomedical Informatics* 39(3): 307-313.

80. Accessed on August 6, 2019. http://sig.biostr.washington.edu/projects/fm/FME/index.html.

81. Accessed on August 6, 2019. http://www.nanda.org/nanda-i-publications.

82. Accessed on August 6, 2019. https://www.nlm.nih.gov/research/umls/rxnorm.

83. "ATC/DDD Methodology: History". WHO Collaborating Centre for Drug Statistics Methodology. Accessed on August 6, 2019. https://www.whocc.no/atc_ddd_methodology/history.

84. Roche M. 2015. "Health Information Exchange Perspectives". *ehealth week*. Accessed on August 6, 2019. https://www.eiseverywhere.com/file_uploads/8f0aa6be26fd76017541ef8065b843ce_HealthInformationExchangePerspectives.pdf.

85. Nanjo C. 2019. "CIMI Logical Model for Clinical Quality, Challenges and Proposed Approach". HL7 International, CIMI Working Group Meeting.

86. Accessed on August 6, 2019. http://www.w3.org.

87. Accessed on August 6, 2019. https://www.omg.org/technology/readingroom/UML.htm.

88. Accessed on August 6, 2019. http://wiki.hl7.org.

89. Hay C. 2018. "GS1 Standards for Supply chain meet HL7". HL7 International Tutorial.

90. Accessed on August 6, 2019. https://www.hins.or.kr.

5장. 적합성 평가

91. EU. Accessed on August 6, 2019. https://ec.europa.eu/growth/single-market/goods/building-blocks/conformity-assessment_en.

92. NIST. Accessed on August 6, 2019. https://www.nist.gov/standardsgov/conformity-assessment-basics.

93. ISO. Accessed on August 6, 2019. https://www.iso.org/conformity-assessment.html.

94. KS Q ISO/IEC 17000:2007(적합성 평가-용어 및 일반 원칙).

95. KS Q ISO/IEC 17000:2007(적합성 평가-용어 및 일반 원칙).

96. KOLAS. Accessed on August 6, 2019. https://www.knab.go.kr/kolas.

97. KS Q ISO IEC 17000:2007(적합성 평가-용어 및 일반 원칙).

98. IEC 홈페이지. Accessed on August 6, 2019. https://www.iec.ch.

99. Accessed on August 6, 2019. https://www.healthit.gov/topic/certification-ehrs/2015-edition-test-method.

100. Accessed on August 6, 2019. http://www.eurorec.org.

101. Accessed on August 6, 2019. http://www.himssanalytics.org/emram&prev=search.

102. Accessed on August 6, 2019. https://www.himss.org.

103. 한국인정기구. Accessed on August 6, 2019. https://www.knab.go.kr/kolas.

104. 안선주. 2017/07/09. 〈산업경쟁력 강화를 위해 표준 시험·인증기술 국산화를 앞당기자〉, 《전자신문》.

105. Accessed on August 6, 2019. http://smarthealthstandard.kr/publish/main.php.

6장. 디지털헬스 정책과 제도

106. 고학수. 2017/07/05. 〈GDPR이 데이터 이코노미에 주는 시사점〉. 개인정보보호위원회 4차 산업혁명
& EU GDPR 대응 세미나.

107. 권건보. 2017/12. 〈지능정보 시대에 대응한 정보 주체의 개인정보 자기결정권 강화 방안〉. 지능정보
화 사회 대응 개인정보보호 세미나.

108. 박노형. 2017/07/05. 〈정보 주체의 개인정보 자기결정권 강화를 위한 법 과제: EU GDPR을 중심으
로〉. 개인정보보호위원회 4차 산업혁명 & EU GDPR 대응 세미나.

109. 과학기술정보통신부 보도자료. 2019/02/12. 〈데이터 기반 혁신 성장·일자리 창출 본격 시동. 올해
데이터 경제 활성화 지원 사업에 1,787억 원 투입〉.

110. 채수웅. 2019/05/16. 〈개인정보 활용도 높아진다… 마이데이터 서비스 8개 과제 선정〉. 《디지털데일
리》.

111. 개인정보보호위원회. Accessed on August 6, 2019. https://www.pipc.go.kr.

112. 전자의무기록 시범사업 실무추진단. 2019. 〈전자의무기록시스템 인증제 시범사업 추진 현황〉.

113. 보건복지부. 2019/06/21. 〈전자의무기록시스템 인증제 공청회 자료집〉.

114. 보건복지부고시 제2016-233호. 2017/01/01 시행.

115. 이관익. 2018. 〈진료정보의 안전성 확보 및 신뢰성 제고를 위한 전자의무기록시스템 인증제 기반 마
련 공청회〉. 보건복지부 및 보건산업진흥원.

116. 보건복지부, 질병관리본부, 식품의약품안전처 보도자료. 2019/06/05. 〈「의료기기 규제혁신방안」 이
행 과제, 올해 안으로 완료한다!〉.